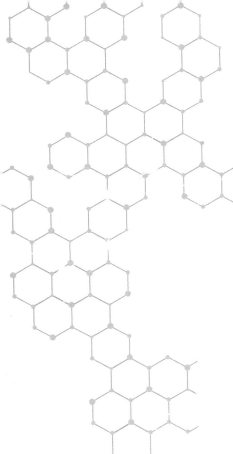

U0319373

常见风湿免疫病

健康知识系列丛书

痛风健康知识

总　编◎马武开　姚血明　唐　芳
主　编◎侯　雷　马武开　姚血明

贵州科技出版社

图书在版编目（CIP）数据

痛风健康知识 / 侯雷, 马武开, 姚血明主编. —— 贵阳：贵州科技出版社, 2023.3

（常见风湿免疫病健康知识系列丛书 / 马武开, 姚血明, 唐芳总编）

ISBN 978-7-5532-1107-7

Ⅰ.①痛… Ⅱ.①侯… ②马… ③姚… Ⅲ.①痛风—防治—基本知识 Ⅳ.①R589.7

中国版本图书馆CIP数据核字(2022)第137556号

痛风健康知识

TONGFENG JIANKANG ZHISHI

出版发行	贵州科技出版社	
地　　址	贵阳市观山湖区会展东路SOHO区A座（邮政编码：550081）	
网　　址	http://www.gzstph.com	
出 版 人	王立红	
经　　销	全国各地新华书店	
印　　刷	贵州新华印务有限责任公司	
版　　次	2023年3月第1版	
印　　次	2023年3月第1次	
字　　数	151千字	
印　　张	6.25	
开　　本	889 mm × 1194 mm 1/32	
书　　号	ISBN 978-7-5532-1107-7	
定　　价	25.00元	

《痛风健康知识》
编委会

主　编：侯　雷　马武开　姚血明

副主编：唐　芳　安　阳　黄　颖　刘正奇

　　　　陆道敏　周　静　王秋燚

编　委：李春香　袁雪梅　罗　丰　熊　鸿

　　　　申　敏　杨孝余　周　勇　凌　益

　　　　钟　琴　徐　晖　王　莹　曹跃朋

　　　　宁乔怡　曾　苹　兰维娅　蒋　总

　　　　陈昌明　刘　灿　张琼予　肖丽娜

　　　　杨玉涛　顾光照　孙李萍　王春霞

　　　　王　楠　雷　艳　张　丽　宋　鉴

　　　　杨　柳　陈声丽　靳贞红　余廷丽

　　　　陈晓行　陈柯帆　杨豫正　姚晓玲

编写单位：贵州中医药大学第二附属医院

前 言
Preface

　　痛风是由于人体内嘌呤代谢障碍，尿酸产生过多或因尿酸排泄不良而致血中尿酸升高，尿酸盐结晶沉积在关节和脏器中引起的疾病。近年来，随着人们生活水平的提高和饮食结构的改变，痛风发病率直线上升，已成为国内外一种常见病、多发病。据中国疾病预防控制中心报告，目前我国痛风的患病率为 1%～3%，全国痛风患者超过 8000 万，全球痛风患者高达 1.2 亿。但患者对痛风的认知较低，就诊时常选择疼痛科、骨科、中医科、针灸科等，很少有患者将该病与风湿病联系到一起到风湿免疫科就诊，致使痛风误诊率极高，最终导致关节损坏畸形、痛风石形成，甚至发生肾功能衰竭及尿毒症。为了普及风湿病健康知识，提高患者及青年医师对痛风的认识，减少误诊率，提高规范治疗率，我们组织风湿免疫的专业医生编写了《痛风健康知识》，以此为一线临床医生和痛风患者普及健康知识。

本书编委会

2022 年 6 月

目 录

Contents

第三章　痛风的实验室检查/41

第四章　痛风的诊断与评估/55

17

附表/166

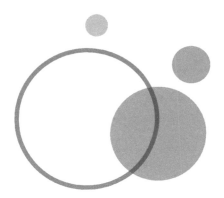

第一章　痛风的概述

01　什么是痛风

痛风是指长期嘌呤代谢障碍使血尿酸水平增高而引起组织损伤的一种疾病，其临床特点为高尿酸血症、急性痛风性关节炎反复发作、痛风石形成、慢性痛风性关节炎和关节畸形，以及在病程后期出现尿酸肾结石和痛风性肾实质病变。痛风是一种古老的疾病，古时候被称为"帝王病""王者之疾""富贵病"。古希腊名医希波克拉底称痛风为"不能步行的病"，并指出痛风是富者的关节炎，而风湿则是贫者的关节炎。可是近年来，随着人们生活水平的提高和饮食结构的改变，这种"富贵病"不再是富人的"专利"，其发病率正在直线上升，已成为国内外一种常见病、多发病，而且是疑难病。

02　痛风是如何命名的

"痛风"一词最早出现在我国南北朝时期的医学典籍里，因其疼痛来得快，如一阵风，故由此得名。痛风在古时又被称为"痛痹"，明朝虞抟所著《医学正传》云："夫古之所谓痛痹者，即今之痛风也。"诸方书又谓之"白虎历节风"，以其走痛于四肢骨节，如虎咬之状，而名之耳。用"来去如风，疼痛难忍"来形容痛风急性发作期的症状再恰当不过了。

03　痛风的最新流行病学情况是什么

随着人民生活水平的提高，我国高尿酸血症和痛风的发病率呈逐年上升和明显年轻化趋势。一项对 6000 余例来自青岛大学附属医院痛风专病门诊的痛风患者的统计结果显示，其中近 30% 的患者发病年龄 <30 岁。

04　痛风的发病率为何逐年增高

高尿酸血症可导致尿酸盐过饱和而析出尿酸盐晶体，所以高尿酸血症是痛风发生的先决条件。高尿酸血症已经成为世界上仅次于糖尿病的第二大代谢疾病。相关流行病学研究表明，全球高尿酸血症的患病率为 5% ~ 25%。近年来，随着经济的迅速发展，人们的生活条件和膳食结构发生了重大改变，摄入动物蛋白、脂肪明显增加，同时生活方式的改变和体力活动的减少等因素，使痛风的患病率明显增加，发病患者也有年轻化的趋势。

05　为什么说痛风是"富贵病"

自古以来，痛风就被称作"富贵病"或"帝王病"，因为此症好发于富贵者。历史上的元世祖忽必烈晚年就因饮酒过量而饱受痛风之苦。在过去，只有每餐吃大鱼大肉的达官贵人才会患痛风，而每天以粗茶淡饭度日的人反而与痛风无缘，所以痛风被称为"富贵病"。

06　痛风是如何发生的

核酸是维持细胞功能和细胞增殖的重要物质基础，嘌呤是核酸代谢的重要产物，而尿酸是嘌呤代谢的终产物。若人体内尿酸过多来不及排泄或排泄机制退化，会导致血尿酸水平升高，从而产生高尿酸血症。当尿酸达到一定浓度，尿酸盐结晶沉积于关节、软组织里，引发炎症，就会引起关节的急性肿痛。

07　痛风如何分类

根据病因不同可将痛风分为原发性痛风和继发性痛风两种。原发性痛风是由遗传因素造成的，是患者体内嘌呤代谢酶的缺陷导致的嘌呤代谢障碍和尿酸排泄障碍。继发性痛风是肾脏疾病或某些药物造成尿酸排泄障碍、骨髓增生性疾病，以及肿瘤化疗导致的。

08　痛风的发病与哪些因素有关

痛风的发病主要与下列因素有关：①肥胖。有研究发现，痛风患者的平均体重超过标准体重的 17.8%。②高脂血症。75% ~ 84% 的痛风患者患有高甘油三酯血症，个别患者患有高胆固醇血症。③糖尿病。糖尿病患者中有 0.1% ~ 0.9% 的患者伴有痛风。④高血压。痛风在高血压患者中发病率为 12% ~ 20%，未经治疗的高血压患者中，血尿酸增高者约占 58%。⑤动脉硬化。肥胖、高脂血症、高血压和糖尿病，这些疾病本身就与动脉硬化的发生有密切关系。⑥饮酒。酒含有较多的嘌呤，长期大量饮酒对痛风患者不利，可导致血尿酸增高和血乳酸增高。⑦日常饮食。进食较多高蛋白、高脂肪、高嘌呤食物会导致血尿酸水平增高，从而诱发痛风急性发作。

09 痛风是否有家族遗传倾向

痛风是由高尿酸血症引发的一种常见炎性关节炎，受遗传因素和环境因素共同作用。有研究表明，磷酸核糖基焦磷酸合成酶和次黄嘌呤鸟嘌呤磷酸核糖基转移酶等单基因稀有突变会引起嘌呤合成代谢紊乱，从而引发高尿酸血症和痛风。近年来，全基因组关联分析已检出多个导致高尿酸血症和痛风的易感位点及相关候选基因，其中 SLC2A9、SLC22A11 和 SLC22A12 基因功能缺失性突变可引起遗传性低尿酸血症，而过表达则会加强尿酸的重吸收；ABCG2、SLC17A1 和 SLC17A3 基因功能缺失性突变会降低肾脏和肠道对尿酸的排泄量。因此，诱发尿酸排泄障碍（高重吸收和低排泄）的基因变异是导致高尿酸血症和痛风的主要遗传因素。另外，在中国汉族人群中，两个新发现的易感基因 RFX3 和 KCNQ1 可能造成免疫应答受损和胰岛

β 细胞功能缺陷，从而直接或间接引起高尿酸血症和痛风，所以痛风具有一定的家族遗传倾向。

10　痛风与性别有没有关系

国内外有关研究显示，男性比女性更易患痛风，男女患病比例为 15 ∶ 1。男性患病主要诱因为饮酒，其次为高嘌呤饮食和剧烈运动；女性患病主要诱因为高嘌呤饮食，其次为突然受冷和剧烈运动。

11　痛风与年龄有没有关系

痛风的发病被认为是基因和环境共同作用的结果。近年来有学者认为，痛风的患病率增加和年轻化现象可能是在特定基因背景下生活方式发生改变造成的。既往认为痛风好发于 40 岁以上的男性，但在研究中发现青年痛风患者的人数明显多于中年和老年，发病人数最多的年龄段为 25 ~ 35 岁，其次为 35 ~ 45 岁，其原因可能与青年人社交广泛、聚会较多、海鲜等高嘌呤食物的摄入增加有关。同时，有研究发现中年组、老年组患者中女性患者的占比较青年组女性患者的占比高。有研究表明雌激素有促进尿酸排泄的作用，大多数女性绝经年龄在 47 ~ 55 岁之间，绝经后体内雌激素水平下降，尿酸排泄减少。

12　痛风与肥胖有没有关系

不同肥胖指标与痛风、高尿酸血症的发生发展有一定的关系。近年研究发现，痛风及高尿酸血症患者中超重或肥胖者占 50%～70%，体重基本正常者占 20% 左右，体重略低于正常标准者占 5%～10%。

13　痛风与饮食有没有关系

痛风与饮食有关系，富含嘌呤的食物（如肉类、海鲜）可增加痛风发生的风险；果糖可升高血尿酸水平，促进尿酸合成，抑制尿酸排泄，故含果糖饮料、高嘌呤食物等的大量摄入可使血尿酸水平升高。

14　痛风与饮酒有没有关系

研究发现饮酒可增加患高尿酸血症或痛风的风险。酒精主要通过以下机制引起高尿酸血症或痛风：①酒精在人体内会代谢为乳酸，乳酸可以抑制尿酸的排泄；②酒精可以通过增加尿酸合成来提高血尿酸水平；③酒精可造成血液的酸化，降低尿酸的溶解度，导致尿酸盐结晶形成增加。因此，严格控制酒精的摄入对高尿酸血症和痛风的预防和控制极其重要。

15 痛风与饮水有没有关系

尿量与尿的酸碱度也是影响尿酸能否由肾脏充分排泄的重要因素。当饮水量不足而导致尿量减少、尿液偏酸性时，尿酸就不容易溶解于尿中随尿排出，而易沉积于肾脏内，即使肾功能完全正常，也是如此。为了使尿酸充分排出，就必须饮足量的水，使尿量保持充足，并注意尿液 pH 值的变化，勿使尿液酸性过大。

16 痛风与饮料有没有关系

随着生活条件的改善，人们大鱼大肉吃得多，缺乏锻炼；加之现在很多人口渴了不愿喝水而选择喝饮料，导致血尿酸水平升高。含糖饮料和果汁也是导致痛风发病的饮食危险因素。高果糖浆作为营养性甜味剂，广泛应用在碳酸饮料、果汁饮料、运动饮料、糖浆果冻和其他含糖产品中，而高果糖浆中所含的果糖成分，不仅可在体内代谢产生尿酸合成旁路途径的底物单磷酸腺苷，促进尿酸合成增加，还可增加胰岛素抵抗及循环胰岛素水平，减少尿酸排泄。因此，痛风患者应避免摄入高果糖浆含量高的饮料及食物，包括糖化的苏打水等。

17　痛风与药物有没有关系

降压药中的钙通道阻滞剂和 β 受体阻滞剂可以通过阻止肾脏排泄尿酸，增加血尿酸浓度来诱导或加剧痛风。已经观察到这两种不同类型的药物对血尿酸的影响差异很大。例如，长期使用硝苯地平和普萘洛尔，血尿酸浓度会显著升高。

18　痛风与天气有没有关系

痛风和天气有一定的关系。例如，闷热天气下患者饮水量少，出汗比较多会导致血液浓缩，血尿酸水平升高，从而引起痛风的急性发作。此外，当外部的温度比较寒冷或者气压比较低时，肢体末梢的循环将减慢，使局部组织的 pH 值下降，呈酸性的环境，这样更容易形成尿酸盐结晶，也会导致痛风急性发作。所以，痛风急性发作和天气或者周围环境的一些变化是有一定关系的。

19　痛风与生活不规律有没有关系

很多年轻人没有养成良好的生活习惯，熬夜、吸烟、喝酒等不健康的生活方式十分常见，通宵熬夜更是常事，这种没有规律的生活状态，打乱人体正常的"生物钟"节奏，引起身体不适，代谢失常，容易引起痛风。不规律的饮食也和痛风有很大关系，饮食中摄入过多的嘌呤物质会导致尿酸升高，从而引起痛风。

20　痛风是不是终身疾病

目前的医疗技术不能根治痛风，但是可以控制血尿酸水平，避免痛风发作。引起痛风的原因很多，比如长期高嘌呤饮食、嗜好饮酒、肥胖症、服用影响尿酸的药物、部分肾脏疾病等，只要控制好这些危险因素，做到低嘌呤饮食、戒酒、减轻体重、避免应用升高尿酸的药物、改善肾功能等，就可以预防痛风复发或减少发作次数，减缓病情。

21　痛风是不是不治之症

痛风并不是不治之症。这种疾病目前来说虽然无法彻底治愈，但是通过控制饮食、服用药物等，可以得到很好的控制，减少发作次数，不会对生命安全产生太大的影响。所以，痛风不是不治之症。目前来说，不治之症泛指一些无法治愈也无法控制的疾病，而且对健康有较大的损害。

22 痛风对人类健康有哪些影响

痛风是以疼痛性关节炎为特征的疾病，不是直接导致死亡的疾病。但是，痛风急性发作时疼痛剧烈，患者非常痛苦；反复发作的痛风会引起慢性痛风性关节炎、关节畸形、尿酸结石、痛风肾病等，导致器官和系统的功能障碍，严重影响患者生活和工作；如果伴发糖尿病、高血压、冠心病、肾脏疾病、血脂异常、动脉硬化等，痛风可能会加重这些疾病的症状，使得治疗更复杂。所以，痛风是严重危害人类健康的疾病，有人将其称为"暗藏的杀手"。

23 痛风会不会传染

痛风是不会传染的。痛风是一种代谢性疾病，主要是由于嘌呤代谢紊乱、机体内血尿酸排泄机制退化导致的；其发病可能与肥胖、经常食用高嘌呤食物、经常饮酒以及遗传等因素有关。所以说痛风是不会传染的。

24 痛风患者可不可以结婚生子

痛风患者可以结婚生子，痛风并不是国家法律规定的禁止结婚的遗传性疾病。痛风和糖尿病、高脂血症等一样，是一种常见的代谢性疾病，归属代谢性风湿病这一类型。痛风是可以临床治愈的疾病，患者只要在早期明确诊断以后，严格调整生活习惯和饮食方式，并且坚持服用降尿酸药物，就可以和正常人一样生活工作，不会出现痛风性关节炎的急性发作，也不会影响肾脏。但是如果痛风患者在早期不进行积极的干预治疗，任其发展就会出现慢性痛风性关节炎以及慢性痛风肾病，给健康带来很大的负面影响，甚至影响患者寿命。

25　什么是嘌呤

嘌呤是人体中存在的一种物质，以嘌呤核苷酸的形式存在，它在人体的能量供应、代谢调节和合成辅酶等方面起着十分重要的作用。嘌呤在代谢的过程中会形成尿酸。

26　尿酸的来源有哪些

尿酸有两个来源：一是从富含嘌呤或核蛋白的食物中来，叫作外源性尿酸，约占人体内尿酸的 20%；二是由体内氨基酸、核酸及其他小分子化合物分解代谢而来，称为内源性尿酸，约占人体内尿酸的 80%。核酸分解代谢为尿酸是一个十分复杂的过程，有多种生成途径，也有多种酶的参与和调节。

27 尿酸是如何排出体外的

　　人体内尿酸排出的途径有两条：一是通过肾脏随尿排出，这是最主要的排出途径，60% ~ 70% 的尿酸由这一途径排出；二是通过肠道随粪便排出，通过这条途径排出的尿酸占30% ~ 40%。肾脏排泄尿酸的能力是有限的，当尿酸生成量过多，超过了肾脏排泄的最大限度时，血尿酸水平升高，尿酸盐结晶就会在关节、肾脏沉积而导致痛风。由此可见，肾功能正常是保证尿酸代谢的先决条件。

28 尿酸高有什么危害

　　（1）对骨关节系统的影响：尿酸在人体内的存在形式大多为钠盐，在某些因素（如酗酒、疲劳、局部受寒等）影响下易形成尿酸盐结晶或析出微小痛风石，沉积在关节及周围组织引起急性炎症。

　　（2）对心脑血管系统的影响：高尿酸会直接或间接地损伤血管内皮细胞，促使血栓形成，加速动脉粥样硬化，增加斑块的不稳定性，还可导致心力衰竭。

　　（3）与骨质疏松的关系：尿酸盐结晶可使肾脏合成的1,25- 二羟维生素 D_3 减少，引起负钙平衡，同时对骨骼及成骨细胞的机械刺激减弱，导致骨形成减少，骨吸收增加，这些均易导致骨质疏松。

（4）与内分泌代谢性疾病的关系：研究表明，高尿酸是糖尿病的危险因素和糖代谢紊乱的标志之一。高尿酸有可能抑制催化三酰甘油分解的酶，或引起相关酶的数量改变，使血清三酰甘油分解减少，引起血清三酰甘油水平升高，而血清三酰甘油水平升高是心血管疾病的危险因素。

（5）其他方面：尿酸盐结晶会导致肾功能受损。研究表明，血尿酸水平升高是非酒精性脂肪肝的独立预测因素。

29 什么是高尿酸血症

高尿酸血症是指在正常嘌呤饮食状态下，非同日两次空腹血尿酸水平男性和绝经后女性大于 420 μmol/L，绝经前女性大于 360 μmol/L。

30 高尿酸血症如何分类

高尿酸血症是因体内尿酸生成过多和（或）排泄过少所致，可分为原发性高尿酸血症和继发性高尿酸血症。

31 什么是原发性高尿酸血症

原发性高尿酸血症是以痛风综合征为主要临床表现，不伴有其他获得性疾病，由先天性嘌呤代谢障碍引起血尿酸水平增高或尿酸盐沉积所致的疾病。

 32　什么是继发性高尿酸血症

继发性高尿酸血症是指由多种急性及慢性疾病，如血液病或恶性肿瘤、慢性中毒、药物或高嘌呤饮食引起血尿酸水平增高或尿酸排泄障碍所致的疾病。

33　哪些人易被痛风"找上门"

在我们的日常工作生活中，以下人群易患痛风：

（1）经常饮酒及食用高嘌呤食物的人。经常饮酒会使体内尿酸升高；经常吃高嘌呤食物，如肉或海鲜，体内就会摄入过多的嘌呤，产生过多的尿酸，因此这类人群患痛风的风险很高，应尽量改变这种饮食习惯。

（2）长期肥胖的人。长期肥胖的人患痛风的概率非常大，尤其是腹部肥胖的人。腹部肥胖不仅会影响新陈代谢，还会使尿酸代谢出现异常。而肥胖的人在饮食上尤其不注意，经常吃些口味重的辛辣刺激食物，这些食物中的嘌呤含量较高，长期摄入就会增加患痛风的概率。

（3）经常熬夜的人。熬夜已经成为年轻人的生活常态。经常熬夜的人也是患痛风的高危人群。经常熬夜不仅会影响身体各器官运行，还会影响肝脏代谢排毒，增加患痛风的风险。

（4）有基础疾病的人。有基础疾病的人也很容易患痛风，比如高血压、糖尿病、冠心病患者等，这类人特别容易出现高尿酸血症，患痛风的概率也非常大。

（5）经常剧烈运动的人。剧烈运动也是引发痛风的因素之一。有些人运动时喜欢挑战自我，做一些高难度的动作，长期下去不仅会使细胞代谢速度加快，还会使体内产生过多尿酸，增加患痛风的概率。

34 肾功能的状态对高尿酸血症有何影响

肾功能的评价，临床上常使用三个指标：血肌酐、血尿素氮和血尿酸。肾脏是尿酸的主要排泄器官，尿酸从肾小球滤过后在肾小管内先重吸收后再分泌。所以，尿酸的排泄不仅受肾小球滤过率的影响，也受肾小管功能的影响。

35 高尿酸血症与痛风有何关系

持续存在的高尿酸血症有可能诱发痛风，所以二者关系是非常密切的。当然，并不是所有的高尿酸血症都会发展为痛风，在临床上只有 5% ~ 15% 的高尿酸血症会发展为痛风。高尿酸血症是痛风的一个诱因。

36 什么是亚临床痛风

无症状高尿酸血症患者中有一部分患者体内存在关节腔单钠尿酸盐沉积，亦会对健康产生危害。这一类介于痛风和高尿酸血症之间的症状被界定为"亚临床痛风"，是需要用药物干预的。

37 什么是假性痛风

假性痛风是指焦磷酸钙双水化合物结晶沉着于关节软骨所致的疾病，又叫作焦磷酸钙双水化合物沉积症或者软骨钙化症。它是在研究痛风的关节液时被发现的，故被称为假性痛风。假性痛风好发于中老年患者，男女的发病比例相当，关节疼痛为它的主要临床表现，膝关节为最常受累的关节，关节炎的发作一般无明显的季节性，血尿酸水平正常，关节滑液检查可以发现有焦磷酸钙结晶和磷灰石，影像学 X 射线摄片可见关节软骨的钙化。

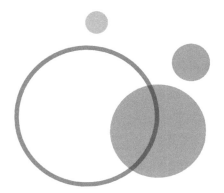

第二章　痛风的临床表现

01　痛风的临床分期是什么

临床上一般将痛风分为四期，但这并不表示每位痛风患者都必须依序经过这四个时期。痛风的四个分期包括：①无症状的高尿酸血症期；②急性痛风性关节炎期；③痛风发作间期；④慢性痛风性关节炎期。

02　什么是急性痛风性关节炎

急性痛风性关节炎在临床上以局部红、肿、热、痛为主要特征，首次发作好发于单侧第一跖趾关节，是由于组织内炎症反应剧烈所致。一般而言，痛风患者会在晚上出现关节剧痛及发炎的情况，有时候也会同时出现发热症状。临床上患者在睡前可能尚无任何异样，但痛风发作时所引起的剧痛可能会使患者从睡梦中痛醒，且在受累关节处会出现严重红、肿、热、痛现象，症状会由轻度发展至重度，最痛时犹如撕裂般，令人无法忍受，而后症状会慢慢减轻。

03　什么是慢性痛风性关节炎

慢性痛风性关节炎是指尿酸盐结晶在关节、滑囊、软骨等组织中沉积，导致机体出现炎症反应，可使全身多关节出现红、肿、热、痛的一种常见风湿病。临床上慢性痛风性关节炎还常常伴随痛风石形成，痛风石会沉积在很多部位，包括耳朵、手部、肘部、跟腱、脚踝或脚趾，痛风石有时候会引起局部溃疡，不易愈合，甚至需接受手术切除。严重者还会引起局部关节变形，足部变形严重时可能造成患者穿鞋困难。此外，患者发生肾结石的危险性随血尿酸水平增高而增加，且血尿酸水平增高也常会引起肾脏病变，甚至导致肾功能衰竭，这也是引起痛风患者死亡的主要原因之一。

04　痛风患者急性发作的常见临床表现有哪些

典型痛风急性发作症状：睡前健康状态良好，午夜痛醒。起病急，疼痛高峰在 48 小时左右，状如刀割和咬噬，甚至不能忍受被单覆盖和周围震动。起病数分钟至数小时内可见受累关节周围软组织红、肿、热、痛，边界清楚，恢复后表皮剥脱。半数患者首次发病累及单侧第一跖趾关节，90% 以上患者累及该关节，其次为足背、踝、足跟、膝、腕、掌指及指间等关节或部位。任何关节均可受累，但肩、髋、脊柱、骶髂、胸锁和颞颌关节受累少见。痛风急性发作时不一定总是累及关节，亦可累及鹰嘴滑囊和跟腱，引起痛风性滑囊炎、腱鞘炎和肌腱炎。

05　痛风患者为何第一跖趾关节首发最多

（1）尿酸盐溶解度低。尿酸盐的溶解度和温度有关，在37 ℃的生理盐水中，尿酸盐的溶解度为 416 μmol/L。温度降低，溶解度也会随之降低。

（2）血液循环差，尿酸盐结晶易沉积。足部第一跖趾关节位于肢体末端，此处的软骨、滑膜及关节周围的组织血管少、皮下脂肪少，血液循环缓慢，基质中含糖胺聚糖及结缔组织丰富，尿酸盐结晶更易沉积于此。

（3）日常活动比较多，容易受到损伤。第一跖趾关节属于小关节，且位于肢体末端，日常走路、运动等活动比较频繁，单位面积受力最大，最容易受到损伤。而关节损伤会引起细小的尿酸盐结晶脱落，进而引发痛风的急性发作。因此，超过 90% 的痛风患者该部位会反复受累。

06　痛风患者不积极治疗还会逐渐出现什么症状

（1）糖尿病与痛风都是体内代谢异常引起的疾病，很容易并发。尿酸值与血糖值之间有一定的相关性，通常尿酸值高者，血糖值也比较高。平时多饮水有益于加速尿酸排泄。

（2）痛风患者大多是偏肥胖体型，体内蓄积过多的脂肪容易发生动脉硬化而引起高血压；且由于痛风患者日常饮食偏向高脂、高热量食物，其体内的中性脂肪含量通常偏高，胆固醇值通常也会超过正常标准，因此这类人群是高脂血症的好发人群之一。肥胖患者应控制饮食，同时进行适当运动。

（3）痛风患者的心血管容易发生动脉硬化，导致血液无法充分送达心脏，血液循环机能不良，引起缺血性心脏病或心肌梗死的概率就特别高，尤其是原本就有高脂血症的痛风患者更容易发生心脏病。

（4）导致肾脏病变。①慢性尿酸盐肾病。尿酸盐结晶沉积于肾间质，导致慢性肾小管间质性肾炎。临床表现为尿浓缩功能下降，出现夜尿增多、低比重尿、小分子蛋白尿、白细胞尿、轻度血尿及管型尿等。晚期可致肾小球滤过功能下降，出现肾功能不全。②尿酸性尿路结石。尿中尿酸浓度增高，呈过饱和状态，在泌尿系统沉积并形成结石。这在痛风患者中的发生率达 20% 以上，且可能出现于痛风性关节炎。结石较小者可呈砂砾状随尿排出，一般无症状；较大者可阻塞尿路，引起肾绞痛、血尿、排尿困难、泌尿系统感染、肾盂扩张和积水等。③急性尿酸盐肾病。血及尿中尿酸水平急骤升高，大量尿酸盐结晶沉积于肾小管、集合管等处，造成急性尿路梗阻。临床表现为少尿、无尿，甚至出现急性肾功能衰竭；尿中可见大量尿酸盐结晶。

07　引起痛风急性发作的原因有哪些

（1）尿酸降得太快了。尿酸降得太快，患者体内的尿酸平衡被打破，易导致沉积的尿酸盐结晶溶解，引起炎症反应，出现红、肿、热、痛等症状。

（2）水分补充不足。如果水分补充不足，尿液中的尿酸水平增高，就可能被重新吸收进人体，导致尿酸波动，引起痛风发作。建议患者多喝水、多排尿。

（3）剧烈运动。人体在进行无氧运动时会产生大量乳酸，乳酸是刺激性物质，可导致人体出现疼痛感。剧烈运动会使尿酸排泄减少，血尿酸水平上升，导致痛风急性发作。

（4）大量高嘌呤饮食的摄入。在摄入大量高嘌呤食物（如动物内脏、肉汤、海鲜等）后，人体的血尿酸水平会骤然上升，体内的尿酸平衡被打破，引起炎症反应，从而导致痛风急性发作。

（5）患病关节受凉。关节部位受凉、受潮是诱发痛风性关节炎急性发作的原因之一。

08　为什么痛风多发于男性

痛风在男性中高发，原因有很多，例如男性与女性的作息方式及饮食习惯存在差异。男性通常应酬较多，常饮酒、赴宴，多进食富含嘌呤的食物，使体内尿酸生成增加，导致尿酸水平升高。但这些都是可控因素，而深究其本质原因，则不得不提到这一不可改变的危险因素——性别，隐藏在性别背后的则是人体内性激素的差异。性激素主要由性腺分泌，是负责第二性征发育和副生殖器官发育的甾体激素。它分为三类，即雌激素、孕激素和雄激素，前两者主要存在于女性，雄激素主要存在于男性。研究发现，雌激素可调节尿酸代谢和嘌呤生物合成，17β－雌二醇可使细胞器的磷脂膜抵抗尿酸盐结晶沉淀，对肾脏排泄尿酸盐有促进作用，并可抑制关节炎发作，从而使绝经前女性患痛风和高尿酸血症的风险降低，绝经后女性雌激素水平显著降低，痛风的发生率随之升高。

09　女性患痛风概率较小，是不是可以高枕无忧

痛风患者的确是男多女少，这主要是因为女性有雌激素的保护。绝经前女性一般比同龄男性血尿酸水平低 $60\,\mu mol/L$ 左右。但是女性一旦绝经，雌激素水平会呈断崖式下降，血尿酸水平会逐渐增加到与同龄男性相同的水平。因此绝经后女性的痛风发病率和男性相差不大。

10　为什么年纪轻轻就得了痛风

（1）肉吃太多了。饮食结构的改变是我国痛风由以前"罕见"变成如今"多发"甚至"高发"的祸首。我们祖辈的饮食都以谷类食物为主，而现在，人们的饮食结构发生了变化，变成以肉类食物为主。大量肉类食物中的嘌呤转化为尿酸，这大大超出了人体生理代谢和排泄的能力，导致高尿酸血症，所以痛风的发病率迅速升高。

（2）甜饮料喝多了。现在不少人喜欢把饮料当水喝。然而，大部分甜饮料中都含有"果葡糖浆"，而痛风发作和果葡糖浆的摄入量呈正比关系。

（3）嗜好吸烟和喝酒。嗜好吸烟和喝酒会增加痛风的发

病风险。酒中并不含嘌呤，也不产生尿酸，其代谢产物是乳酸。恰恰是这个乳酸，会和尿酸在肾脏内竞争，抑制其排出。戒酒很关键，所有的酒类都会诱发痛风，其中啤酒最快。啤酒中含二氧化碳，会被人体迅速吸收，且吸收后的二氧化碳会转化成碳酸，降低人体 pH 值，使尿酸排出受阻。

（4）过度肥胖。肥胖人群更容易出现血尿酸水平偏高，超重或肥胖是引发痛风的因素之一，减重可以降低痛风发作的风险。

（5）运动太少了。现在久坐不动的人太多了，而适量的运动可以加速新陈代谢，有利于体内废物的排泄，其中就包括尿酸的排泄。

（6）熬夜太多，压力大。现在加班熬夜对于许多年轻人来说是不可避免的事。过度劳累可使人体自主神经功能紊乱，易导致体表及内脏血管收缩，包括肾血管的收缩，从而引起尿酸排泄减少。如果长时间紧张工作，过度疲劳，就有可能诱发痛风。

11 为什么中老年人易患痛风

中老年人患痛风的原因多与其肾功能减退或长期使用利尿剂有关。需要长期使用利尿剂的主要原因是患有高血压和心脏病，而这两种疾病正好是老年人的易发病。

💉 12　儿童痛风与青少年痛风有何不同

（1）儿童。引起儿童痛风的危险因素包括年龄增长、身体质量指数（BMI）增加、饮食因素（例如红肉和果汁摄入量过多）、遗传因素（SLC2A9 和 ABCG2 多态性）和药物（如使用免疫抑制剂环孢素）等。

（2）青少年。①大部分有家族史。②血尿酸水平较成人高。血尿酸水平升高的主要原因为尿酸生成明显增多，而非肾排泄尿酸减少。③绝大多数患者为继发性痛风。④多见痛风肾病和（或）尿酸性肾结石。⑤痛风性关节炎发作频繁，间歇期短。⑥病情重，预后差，病死率高，治疗效果不理想。

💉 13　儿童尿酸高需不需要吃降尿酸药

目前尚缺乏儿童及青少年高尿酸血症及痛风的治疗指南。如果患者年龄过小（16 岁以下），不建议使用降尿酸药物。但以现在成人指南为基础，儿童及青少年高尿酸血症在饮食和运动无法控制时，可进行药物治疗，药物选择上可以考虑别嘌醇。推荐在使用前进行 HLA-B5801 基因检测，如基因检测为阳性，则不推荐使用，以避免发生药物不良反应。

14　为什么肥胖患者容易患痛风

（1）尿酸合成增加：肥胖可见于任何年龄，多有进食过多和（或）运动不足史。过多的脂肪在皮下、腹部或内脏器官蓄积，可增加新陈代谢中的核酸总量，而核酸中的嘌呤碱基经过嘌呤代谢合成尿酸，从而导致血尿酸水平升高。

（2）肾脏排泄减少：肥胖可导致胰岛素抵抗，胰岛素抵抗直接作用于肾的近曲小管细胞，促进水钠潴留和尿液酸化，使尿酸重吸收增加，排泄减少。另外，长期肥胖可导致肾脏血流量减少，引起尿酸排泄障碍，从而使血尿酸水平升高。

15　为什么肾功能减退者容易发生痛风

痛风和肾功能会相互影响，两者关系非常密切。痛风可以导致肾功能减退、肾功能不全，肾功能不全也可能引起高尿酸血症，甚至痛风的发作。肾脏是人体非常重要的代谢器官，也是人体内非常重要的尿酸排出器官。人体细胞的代谢、更新会产生尿酸，大部分食物都含有的嘌呤，嘌呤在体内代谢以后形成最终产物尿酸。无论是内源性尿酸，还是外源性尿酸，大部分都要通过肾脏排出体外，如果肾功能异常，尿酸排泄就会受到影响，引起尿酸排泄障碍，进而导致高尿酸血症，甚至痛风发作。

16　为什么说痛风不仅仅是疼痛

　　关节疼痛是痛风最常见的表现，如果仅有一两次发作，只会造成短期疼痛；但如果不积极治疗，预防痛风反复发作，这种炎症反应就会破坏关节结构，使关节逐渐变形，以致丧失功能。此外，痛风对身体的伤害不仅仅局限于关节，还会累及肾脏。这是因为尿酸大部分需要通过肾脏排泄，过多的尿酸会在肾脏沉积形成尿酸盐结晶，直接损伤肾脏，加剧肾脏负担，使尿肌酐上升，肾功能逐渐下降，形成恶性循环。除了关节、肾脏外，尿酸盐结晶还常在耳郭及其他皮肤软组织中沉积，易使这些部位的皮肤隆起，发生破溃，处理不当还会继发感染。

17　什么是痛风石

　　痛风石通常以肿块的形式出现在受累关节的周围，是长期血尿酸水平高（高尿酸血症）的患者体内的单钠尿酸盐结晶沉积造成的。痛风石是慢性痛风的一种特征表现。

18　痛风石的结构是什么

　　痛风石结构由内到外主要分为尿酸盐结晶核、外周细胞层及纤维血管组织。痛风石病变中促炎性细胞因子和抗炎细胞因子均有表达，符合炎症和炎症消退反复循环的临床特点。

19　痛风石有何危害

已形成的尿酸盐结晶比形成结晶的过程引起的炎症更多，因此，已沉积的尿酸盐结晶向滑液中释放微痛风石可能启动了急性痛风发作。痛风石形成后，关节破骨细胞被激活，加剧了骨侵蚀和关节损伤，尿酸盐结晶也可对软骨细胞及软骨生存能力和功能造成负面影响。随着病情进展，肌腱、软骨及骨组织均受到破坏，并形成骨赘，造成不可逆的关节损害，从而引起关节疼痛、关节活动度下降、关节畸形、骨侵蚀骨折，以及皮肤破溃，并有可能伴发感染；也可因为形成巨大的痛风石而压迫神经，造成患者工作能力下降，甚至出现自卑心理。

20　痛风患者为何常伴有痛风石

痛风患者由于嘌呤代谢障碍，血尿酸水平过高，尿酸盐以细小针状结晶的形式沉积于关节、滑囊、软骨及软组织等处而形成痛风石，并产生慢性炎症及异物反应，导致纤维组织增生形成结节肿。

21 痛风石易与哪些疾病混淆

（1）拇趾外翻。拇趾外翻是指足第一跖骨呈内翻，拇趾呈外翻状的足部畸形性疾病。女性经常穿着很窄、跟很高的鞋子，使拇趾尖受到压迫，也是这种病症形成的原因之一。

（2）类风湿结节。类风湿关节炎患者在某些骨突起、受摩擦较多的地方（如肘关节后方、头皮、头枕部、跟腱、踝部、骶部关节周围等）可出现一种较硬的、圆形或椭圆形的无痛性结节（直径 0.2 ～ 1.0 cm，大小不等），这种结节就叫类风湿结节。类风湿结节为皮下结节，一般用手可触及，在开始发生时可引起疼痛，数周后可消失，不留痕迹，但可复发。

（3）假性痛风。假性痛风也被称作焦磷酸钙双水化合物沉积症或者软骨钙化症，是由焦磷酸钙双水化合物结晶诱发的滑膜炎。发作时关节部位呈现红、肿、热、痛症状，和痛风相似。这种病症多见于老年人，病变主要侵犯膝、肩、髋等大关节，血尿酸水平往往正常。

22 痛风石最容易沉积在哪些部位

痛风石最容易沉积的部位就是关节周围，如关节外侧、肌腱和骨突出面等，常见于关节软骨、滑囊、耳郭、腱鞘、关节周围组织、皮下组织和肾脏间质等处，以足部第一跖趾关节发病居多。

23 痛风石处皮肤破溃形成的溃疡易不易感染

痛风石巨大溃疡创面往往覆盖有黄色分泌物和坏死组织，常常合并感染。控制伤口感染可以提高伤口的愈合速度。

24 痛风石可不可以溶解

即使体内有痛风石，也不一定会导致痛风发作。只要血尿酸水平够高，尿酸盐能够在组织间结晶析出，就会形成痛风石，如果痛风石形成的时间短、质地软、体积小，是有可能溶解掉的。溶解痛风石的方法：尽量改善生活方式，每天补充充足的水分，禁烟限酒，适当运动，将体内血尿酸水平降至 300 μmol/L 以下；碱化尿液，可以服用碳酸氢钠，多吃碱性食物，少吃酸性食物；最大限度地限制摄入富含嘌呤的食物。如果存在代谢综合征、胰岛素抵抗等，需要将代谢综合征的各种危险因素控制好，尽量消除胰岛素抵抗，才能最大限度地防止体内尿酸盐沉积。

25 什么是尿酸性肾结石

尿酸性肾结石是由高尿酸血症引起的肾结石。根据结石成分的不同，可将肾结石分为草酸盐结石、磷酸盐结石、尿酸盐结石、钙盐结石、胱氨酸结石等。

26 痛风患者为何常伴有肾结石

尿酸高是引发痛风的重要原因。对于痛风患者来说，其尿液 pH 是偏酸性的，如果尿液呈现酸性就会导致尿酸盐更容易在尿液中形成结晶体，而这些结晶体一旦没有来得及排出体外，就会堵塞肾小球，长此以往就会形成肾结石。经常吃海鲜、肉类、喝啤酒的人，体内更容易形成尿酸盐结晶，患上肾结石。

27 肾结石急性发作的临床特点是什么

（1）疼痛。表现为肾区或上腹部疼痛，疼痛多表现为绞痛或钝痛，多数呈阵发性，亦可为持续性。

（2）血尿。肾结石疼痛时，常伴肉眼血尿或镜下血尿，以后者居多。体力活动如运动、骑车或劳动后可诱发血尿或使血尿加重。

（3）尿中排出沙石。痛风性肾结石患者尿内可排出小结石，有的呈砂砾状，特别是在疼痛和血尿发生时。

（4）感染。部分痛风性肾结石患者可继发尿路感染，常表现为发热、寒战、膀胱刺激征等。当肾结石合并感染时，常可加速结石增长和肾实质的损害。

（5）梗阻。尿酸结石在泌尿系统管腔内堵塞可引起梗阻，造成梗阻以上管腔积水。梗阻时患者感到尿道疼痛、排尿困难、尿流中断。

（6）急性肾功能衰竭。短时间内大量尿酸盐结晶堆积于肾集合管、肾盂和输尿管，会造成急性梗阻，诱发急性肾功能衰竭。

28 什么是痛风肾病

痛风肾病是指因体内嘌呤代谢长期紊乱，血尿酸水平过高，尿酸盐在肾脏沉积结晶，引起肾脏损害的一组临床综合征。

29 痛风患者为何常伴有痛风肾病

尿酸是嘌呤类化合物分解代谢的产物。在高尿酸血症时期，如不加以控制，尿酸盐结晶会先慢慢沉积在关节组织，形成痛风石。随着疾病的发展，尿酸盐结晶会沉积在肾脏形成肾结石，严重者发展成痛风肾病。痛风肾病主要损害部位是肾小管和肾间质。尿酸沉积在肾小管和肾间质，可引起肾小管上皮细胞萎缩、退变，并损害肾小管的功能；可使肾间质出现水肿、炎症反应，久之可发生纤维化，临床上称为间质性肾炎。尿酸沉积对肾小球的损害程度不如肾小管和肾间质，但也可引起肾小球毛细血管和肾小球基底膜的炎症，有时可发生肾小球硬化，以致肾小球的过滤功能受到损害。肾小动脉硬化及肾小球硬化是引起痛风肾病的两个重要原因。

30　痛风肾病会不会导致肾功能衰竭

痛风肾病会导致肾功能衰竭，原因如下：

（1）痛风患者血尿酸水平高。高尿酸血症不仅会导致痛风，也会导致肾损害。同时，高尿酸血症不仅是新发慢性肾病的独立危险因素，也是促进肾病进展的独立危险因素。研究证实，血尿酸水平每升高 $60\,\mu mol/L$，患肾病风险即增加 7% ~ 11%，肾功能恶化的风险增加 14%。

（2）痛风患者长期服用非甾体抗炎药。非甾体抗炎药具有止痛、抗炎作用，临床应用较广，此类药物的主要不良反应之一就是会导致急慢性肾小管间质损伤，长期服用可导致慢性肾功能衰竭。

31　痛风肾病能不能治愈

痛风肾病是不能治愈的，早期表现为蛋白尿，病情进展比较缓慢，最后出现肾功能受损，血肌酐水平升高。如果不控制病情，严重的会导致尿毒症。痛风患者平时需要注意限制摄入高嘌呤食物，如动物内脏、鱼虾海鲜、肉类、豆制品等；严禁饮酒，特别是啤酒；增加尿酸的排泄，多饮水，每天饮水 2000 mL 以上；不使用抑制尿酸排泄的药物，如噻嗪类利尿药。

32 痛风患者为何常伴有高血压

高血压患者的血尿酸水平多高于正常人，特别是服用含有利尿剂的降压药患者，有 40%～50% 伴有高尿酸血症。这是因为高血压会引起大血管和微血管病变，血氧供应不足导致血乳酸水平升高，抑制肾小管分泌尿酸。与此同时，体内尿酸分泌增加，排泄减少，加上服用含有利尿剂的药物，造成血容量减少，尿酸重吸收增加，再加上饮食结构不合理等因素，进一步升高血尿酸水平。

33 痛风患者为何常伴有冠心病

痛风导致心脑血管疾病的机制目前尚未明确，可能包括：①高尿酸与异常脂蛋白代谢和高血压等因素相互影响，促进动脉粥样硬化形成；②尿酸盐结晶可引起炎症反应，从而通过炎症反应激活血小板和凝血过程；③高尿酸可能会加速血栓形成。大量临床及流行病学研究资料显示，高尿酸是冠心病发病的危险因素，痛风人群的冠心病发病率明显高于正常人群。研究发现，痛风会增加患者的非致死性心肌梗死风险。

34 痛风患者为何常伴有糖尿病

近年来，随着人们生活水平的提高，富含嘌呤的食物摄入过多、运动量少等因素，使痛风和糖尿病的发病率逐年升高。痛风已成为我国仅次于糖尿病的第二大代谢类疾病。已经证实，高尿酸血症作为痛风发病的独立危险因素，同时也是糖尿病发病的独立危险因素，血尿酸水平每升高 $60\,\mu mol/L$，糖尿病的发病风险将增加 17%。即使校正各种混杂因素后，痛风患者发生糖尿病的风险仍比正常人群高 34% ~ 66%。

35 痛风患者为何常伴有高脂血症

痛风患者中有 70% ~ 84% 伴有高脂血症，高脂血症患者中有 82% 伴有高尿酸血症，高脂血症与高尿酸呈正相关。原因如下：

（1）尿酸影响血脂。高尿酸可以促进胰岛素抵抗和炎症反应，影响脂肪细胞，使得患者更容易患上高脂血症和脂肪肝；另外，尿液中的尿酸水平升高也是进食过度和脂肪过多的信号。尿酸还会刺激膀胱黏膜，通过果糖诱导途径升高甘油三酯和总胆固醇水平。

（2）血脂影响尿酸。甘油三酯的增加会使游离脂肪酸增加，这个途径的代谢产物——磷酸腺苷会通过激活磷酸腺苷脱氨酶进入嘌呤降解途径，使得嘌呤代谢的终产物——尿酸增加。

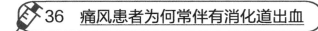 36　痛风患者为何常伴有消化道出血

痛风临床病情迁延难愈，往往需要长期服用激素、非甾体抗炎药控制病情。而上述药物极易诱发消化性溃疡、糜烂性胃炎、上消化道出血等消化道疾病，需要运用质子泵抑制剂抑制胃酸分泌，控制病情。但有研究显示，部分痛风患者运用质子泵抑制剂后可出现血尿酸水平短时间内升高，血液 pH 值降低，尿液 pH 值升高，导致痛风急性发作。

37　痛风会不会引起骨折

痛风是最常见的肌肉骨骼疾病之一，可累及滑膜、软骨、关节周围组织和关节外皮下组织，特征是尿酸盐结晶沉积。痛风石与轻微创伤后的病理性骨折有关，最常见的累及部位为髌骨。国外报道了一例罕见的股骨颈内痛风石导致的病理性骨折。因此，痛风会导致骨折。

38　痛风会不会引起骨质疏松

很多患者在出现痛风症状之后，因为没有及时治疗，导致疼痛频繁出现并且程度加重，每次发作都难以忍受。很多患者

由于疼痛而经常卧床不起，导致身体的活动减少，这样一来，就为失用性骨质疏松创造了发病机会。另外，还有一种骨质疏松是由痛风肾病引起的，这种骨质疏松不像失用性骨质疏松那样易恢复，它难以治疗。痛风发作的关节部位也容易出现骨质疏松症状，被称为局限性骨质疏松，这种骨质疏松是因为病痛关节的正常活动受到了限制，炎性反应影响了关节部位的血液循环和营养吸收造成的，采取相应措施就可以快速康复。

39　痛风会不会引起关节畸形

痛风不及时治疗会引起关节变形。痛风患者体内的尿酸盐以结晶形式沉积在关节软骨、骨质、滑膜、肌腱和皮下组织中，会引起慢性炎症反应，而痛风性关节炎反复发作可导致多关节受累，并从急性期的关节局部肿胀发展为慢性期骨内痛风石造成的局部骨质缺损和关节畸形。

40　如何才能早期发现无症状高尿酸血症

无症状高尿酸血症是一种慢性疾病，虽然没有明显的症状，但尿酸会在人体组织内，比如关节、肾脏、血管等部位沉积，给人体造成危害。因此我们要定期体检，早日发现并及时干预。

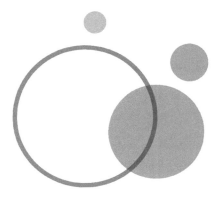

第三章　痛风的实验室检查

01　诊断痛风的常规辅助检查有哪些

目前临床上诊断痛风的常规辅助检查有血尿酸测定、24 h 尿尿酸测定、关节超声检查、X 射线检查、双能 CT（计算机断层扫描技术）与磁共振检查以及偏振光显微镜下关节液或痛风石内容物检查等。

02　诊断痛风的实验室检查有哪些

（1）血尿酸测定。正常嘌呤饮食状态下，非同日 2 次空腹检测，血尿酸水平男性和绝经后女性 >420 μmol/L，绝经前女性 >360 μmol/L，即可诊断为高尿酸血症。由于血尿酸受多种因素影响，会有波动，应多次测定。

（2）24 h 尿尿酸测定。需严格低嘌呤饮食 5 d 后才能进行测定，24 h 尿尿酸排泄量 >800 mg 为尿酸生成过多型，24 h 尿尿酸排泄量 <600 mg 为尿尿酸排泄减少型，但不能排除二者同时存在的情况。此项检查目前不作为常规检查。

03　诊断痛风的影像学检查有哪些

（1）X 射线检查。X 射线检查的临床应用较为广泛，其价格低廉，辐射剂量小，但对早期痛风敏感性很差；对评估关节破坏程度有一定价值，但对监测病情及评估治疗效果作用不大。

（2）CT检查。CT检查特异性较高，对痛风石的鉴别效果极好，在评价关节内部痛风石方面优于磁共振和超声检查。CT检查也非常适合评价骨质改变，而且可评估痛风并发症。其缺点是敏感性不高，辐射剂量大，组织对比度不如磁共振。CT检查可以确诊痛风慢性期，评价关节破坏程度和治疗效果，对于痛风无症状期则应用价值不大。双能CT可对关节内尿酸盐结晶即痛风石进行检测，但是有辐射，不适合患者长期随访。

（3）磁共振成像。磁共振成像没有辐射，敏感性较高，能发现早期痛风，并且可以早期发现痛风患者的软组织和骨质破坏范围，以及亚临床的痛风石沉积，适合评价滑膜病变和痛风并发症，但其价格昂贵，扫描时间长，部分患者难以接受。

（4）关节超声检查。关节超声检查没有辐射、价格实惠、重复性高、可动态评估病情，多数患者能够接受，在临床上获得普遍应用。关节超声检查对软组织晶体物质比较敏感，高分辨率超声检查能探测痛风患者的关节积液及评估增生滑膜的血供情况，能更好地反应滑膜炎的活动性。痛风的特异性超声表现包括"双轨征"及痛风石。超声介入治疗可用于超声引导下的关节腔穿刺抽液，还可以用于超声引导下的目标部位穿刺注药，以达到可视化的精准治疗，直达病灶，起效迅速。但关节超声检查也有一定的局限性，即不能显影深部结构及关节。

（5）偏振光显微镜下关节液或痛风石内容物检查。偏振光显微镜下可见双折射的针形尿酸盐结晶。

04　诊断痛风性关节炎急性发作的指标有哪些

典型的痛风性关节炎急性发作多在午夜或清晨突然起病，常有饮酒及进食高嘌呤食物等诱因，表现为剧烈疼痛，数小时内受累关节出现红、肿、热、痛和功能障碍；实验室检查可发现血尿酸水平及炎性指标明显升高，炎性指标常包括 C 反应蛋白（CRP）及红细胞沉降率（ESR）。

05　痛风患者尿常规中 pH 值检查有何意义

正常人尿液 pH 值在 6.0 左右，但所有未经治疗的痛风患者的尿液 pH 值几乎都 <5.5。有试验显示，当尿液 pH 值 = 4.75 时，91% 以上的尿酸结合成尿酸盐，沉积在肾脏，损害肾实质或形成结石。有人统计，当尿液 pH 值 <5.0 时，50% 的痛风患者合并肾结石。当尿液 pH 值为 6.75 时，90% 的尿酸呈游离状态随尿排出体外。所以如果尿液 pH 值 >5.5，还应检测 24 h 尿液中排出尿酸的总量，如总量 >750 mg，证明体内尿酸生成增加，服用抑制尿酸生成的降尿酸药（别嘌醇或非布司他）是最佳选择；如果尿 pH 值正常或增高，24 h 排出尿酸量也较低，说明肾小管近端重吸收过多或分泌功能下降，此时应首选促进尿酸排泄药（苯溴马隆等）。经治疗后尿液 pH 值维持在 6.2 ～ 6.8 最合适。

06　痛风患者尿常规中红细胞增高有何意义

痛风患者尿常规中红细胞和隐血两项指标的正常结果都应该是阴性，如果呈阳性，首先应考虑痛风合并肾结石的可能。要进一步诊断，可进行 B 超检查。因为结石多由尿酸盐构成，X 射线容易穿过，行腹部 X 射线检查，结石多不显影。B 超检查发现结石阳性率高，可作为检出肾结石的第一选择。

07　痛风患者尿常规中尿蛋白阳性有何意义

尿蛋白正常情况下定性应为阴性，定量应小于 150 mg/24h。当尿蛋白呈阳性和定量 >150mg/24h 时，应考虑肾小球病变。病变可能是痛风所致，也可能是伴发高血压、糖尿病、多发性骨髓瘤等，引起肾小球发生较重的病理性改变，使分子量较小的蛋白质漏出增多所致。

08　痛风患者行泌尿系统彩超检查有何意义

痛风患者体内血尿酸水平高，容易在肾脏形成结石，发生肾结石的概率在 30% 左右，明显高于正常人，所以痛风患者需要完善泌尿系统彩超检查，进一步明确是否有结石以及评估结石大小等，有助于后期规范化降尿酸治疗。

09　痛风急性发作时为什么要做关节腔滑液检测

痛风急性发作时，常伴随关节腔滑液渗出，可行关节腔滑液检测，即在偏振光显微镜下寻找双折射的针形尿酸盐结晶。该检查是进一步明确诊断痛风的辅助检查之一。

10　痛风滑液在偏振光显微镜下的特征性改变是什么

痛风滑液在偏振光显微镜下的特征性改变常表现为 $2 \sim 20\,\mu m$ 强负性双折射的针状或杆状尿酸盐结晶。但即使是痛风发作期该检查也有可能存在假阴性。

11　痛风患者 X 射线检查的特征性改变是什么

痛风患者行关节 X 射线检查可见由尿酸盐结晶沉积造成的关节软骨下骨质破坏，表现为偏心性圆形或卵圆形囊性改变，甚至呈虫噬样、穿凿样缺损，骨缺损边缘可能有"悬挂边缘征"。晚期可出现关节间隙明显变窄甚至消失，形成纤维性强直，也可出现关节半脱位或脱位，甚至病理性骨折。

12　痛风患者关节超声检查的特征性改变是什么

　　关节超声检查对痛风性关节炎或慢性痛风石关节炎患者的诊断更有意义。最重要的四种超声病理征象是痛风石、聚集物（关节积液内聚集的点状高回声，其后方不伴声影，又称为暴风雪征）、软骨表面的双轨征和骨侵蚀，其中双轨征是尿酸盐结晶沉积在关节内的一种表现，其对痛风性关节炎诊断的敏感性为 78%，特异性为 97%。

13　痛风患者双能 CT 检查的特征性改变是什么

　　双能 CT 检查利用容积再现技术，能够把痛风石的位置、大小及分布准确直观地显示出来，为临床治疗提供参考依据，同时对于治疗后的复查对比也有很好的参考价值。

14　痛风患者伴有痛风石破溃的如何排除感染

　　由于痛风石破溃后往往不容易愈合，尤其是位于脚上的痛风石，因血液供应不足及长期行走磨损，愈合得更慢，最终可导致关节腔、骨头直接与空气接触。这种情况下一旦体外病原体进入身体，可能会导致骨髓炎，严重时病原体还会侵入全身血液中，可能引起败血症或脓毒血症，甚至死亡。破溃后应保持创口清洁及干燥，定期进行创口处分泌物培养、血常规、红细胞沉降率（ESR）、C反应蛋白（CRP）及降钙素原（PCT）检测等。

15　痛风患者抽血化验前一天需做哪些准备

痛风患者抽血化验前一天需注意低嘌呤饮食，禁止饮酒，避免剧烈运动，避免服用可导致尿酸假性增高的药物，前一天22：00后不能饮水及进食，以确保血尿酸检测的准确性。

16　痛风患者尿酸生成增多如何测定

痛风患者尿酸升高有两种常见类型，一种是尿酸排泄障碍，另一种是尿酸生成过多。24 h尿尿酸检测可以明确类型。

17　为什么要进行血尿酸检测

因为痛风是血尿酸水平升高导致尿酸盐结晶沉积而出现的疾病，所以血尿酸检测可以说是每位痛风患者的必查项目。绝经前女性血尿酸正常值为180 ~ 360 μmol/L，男性和绝经后女性血尿酸正常值为180 ~ 420 μmol/L。因为血尿酸水平易波动，所以不是说血尿酸水平正常就一定不是痛风了，还需要结合专业知识进一步判断。

18　进行血尿酸检查时应注意哪些事项

痛风患者应在清晨空腹状态下抽血做血尿酸检查。严格地说，首先，在抽血的前 3 日应避免吃高嘌呤食物，如海鲜、动物内脏等，并禁止饮酒，避免剧烈运动，如奔跑、快速登楼、负重等，因为剧烈运动可使血尿酸水平升高。其次，避免服用可导致血尿酸假性增高的药物，暂停应用各种影响肾功能的药物。

19　24 h 尿尿酸检测对痛风临床诊断有何意义

在正常生理状态下，人体内尿酸约为 1200 mg，排出 800 ~ 1000 mg，其中 30% 从肠道和胆道排泄，70% 经肾脏排泄。区分尿酸是排泄减少还是生成增多，对高尿酸血症和痛风的临床分型及指导用药十分重要。既往临床工作中大多以 24 h 尿尿酸定量法来加以区分，检测 24 h 尿液里面的尿酸含量，可以准确评估痛风患者是尿酸排泄减少还是生成增多，有助于后期规范化降尿酸治疗。

20　进行 24 h 尿尿酸检测时应注意哪些事项

（1）不要多留也不能少留。如果从早上 7：00 开始留尿，那就要在之前把尿排空，因为这是前面几个小时的尿。排空之后，以后每次的尿液都要收集起来，包括次日早上 7：00 的尿液。这就是完整的 24 h 的尿液收集。

（2）避免污染。留尿的容器要清洁干燥；女性避开月经期；大便时要注意，不要把大便和尿液混在一起；不要把自来水、肥皂水洒进去。如果尿液因为种种原因被污染了，那么检测结果就不准了，必须重新开始留尿。

（3）如果气温超过 25℃，可以把收集尿液的桶放在阴凉处。

（4）留尿当日应适当饮水（尤其是在夏季）。如有腹泻、呕吐等脱水情况，应改期再做检查。如有发热、尿路感染或其他急性疾病，也应改期再做检查。

（5）避免运动、饮食等的干扰。应停用影响尿酸排泄的药物，避免高嘌呤饮食。留尿前一天及留尿当天，避免剧烈活动、大量出汗等。

（6）做好送检之前的准备工作。准确测量尿总量，混匀；取出 10 ~ 20 mL 的尿液，放在洁净干燥的容器内，并标明 24 h 尿液总量（以毫升或千克计），立即送检。

21 24 h 尿尿酸结果如何解读

若 24 h 尿尿酸排泄少于 600 mg（3.6 mmoL），则定义为尿酸排泄减少型；若 24 h 尿尿酸排泄超过 800 mg（4.8 mmoL），则定义为尿酸生成过多型。也有学者建议采用尿酸排泄分数（FEUA）来分型，即按下式计算尿酸排泄分数，FEUA=（血

肌酐 × 24 h 尿尿酸）/（血尿酸 × 24 h 尿肌酐）× 100%，再根据 FEUA 结果将高尿酸血症和痛风分为三型：排泄减少型（FEUA<7%）、混合型（7% ≤ FEUA ≤ 12%）及生成增多型（FEUA>12%）。该指标更能反映肾脏排泄尿酸的情况。

22 痛风患者复查时的常规检查项目有哪些

痛风患者复查时的常规检查项目包括血常规、尿常规、肝功能、肾功能、血糖、血脂、ESR、CRP 和泌尿系统超声检查等。痛风急性发作期多数患者有 ESR 和 CRP 增加。患慢性尿酸盐肾病时，患者尿常规可显示低比重尿、小分子蛋白尿、白细胞尿、轻度血尿及管型尿。此外，还应根据患者的器官受累情况进行其他相应的辅助检查。

23 为什么建议高尿酸血症患者和痛风患者检测 HLA-B5801 基因

高尿酸血症患者和痛风患者在使用别嘌醇前，有条件的建议行 HLA-B5801 基因检测。别嘌醇因能抑制黄嘌呤氧化酶，使尿酸合成减少，故被推荐为降尿酸治疗的一线药物之一。但在临床上，少数患者使用别嘌醇后出现皮肤不良反应，甚至出现严重皮肤剥脱。经过研究发现，在我国汉族痛风患者中，发生严重皮肤剥脱不良反应的患者携带 HLA-B5801 基因的比例显著高于未发生皮肤不良反应者。随后多个国家的相关机构亦验证了 HLA-B5801 基因与别嘌醇诱导的严重皮肤不良反应有相关性。因此，痛风患者服用别嘌醇前应检测 HLA-B5801 基因，阳性者需慎用或者禁用别嘌醇。

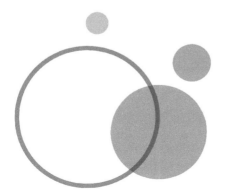

第四章　痛风的诊断与评估

01 痛风的最新诊断标准是什么

痛风目前最新的诊断标准是 2018 年欧洲抗风湿联盟（EULAR）发表的痛风诊断的推荐意见，其诊断步骤如下：

第一步，寻找关节滑液或痛风石吸收物中的尿酸盐结晶（若无，则转至第二步）。

第二步，临床诊断。在存在高尿酸血症和痛风相关临床特征的基础上，满足下列特征时考虑患有痛风（高度怀疑但非特异性表现）：足部（尤其是第一跖趾关节）或踝关节的单关节受累；以往类似的急性关节炎发作；起病急骤的剧烈疼痛和肿胀（达峰时间 <24 h）；红斑（红肿）；相关心血管疾病和高尿酸血症的男性。这些特征具有高度指向性，但不仅存在于痛风（若无法诊断，则转至第三步）。

第三步，当痛风的临床诊断不确定且无法进行尿酸盐晶体鉴定时，建议寻找尿酸盐结晶沉积的影像学证据，特别是以超声及双能 CT 为主的影像学依据。

02 急性痛风性关节炎的常用诊断标准是什么

1977 年美国风湿病学会（ACR）急性痛风性关节炎的诊断标准：

通过化学方法或偏振光显微镜证实关节液或痛风石中存在典型的尿酸盐结晶，或符合下列 12 条（临床表现、实验室检查及 X 射线检查）中的 6 条。

①急性关节炎发作大于一次；②炎症反应在一天内达到高峰；③单关节炎发作；④可观察到关节变红；⑤第一跖趾关节疼痛或肿胀；⑥单侧发作累及第一跖趾关节；⑦单侧发作累及跗骨关节；⑧可疑的痛风石；⑨高尿酸血症；⑩单关节非对称性肿胀（X 射线检查证实）；⑪骨皮质下囊肿不伴骨侵蚀（X 射线检查证实）；⑫关节炎发作期间的关节液中微生物培养呈阴性。

03　哪些因素可能导致痛风的误诊

（1）对痛风性关节炎的发病时期、规律、特点及症状了解不足，以及对病史的询问不够详细或患者表达不清。

（2）类风湿关节炎、化脓性关节炎和创伤性关节炎、关节蜂窝织炎、假性痛风、银屑病关节炎在某些情况下都与痛风性关节炎的症状有相似性，因此极易造成误诊。

（3）在痛风急性发作时，血尿酸水平不一定会升高，因此，不能单纯地以血尿酸水平高于正常值或低于正常值来认定患者患有痛风性关节炎。

（4）痛风性关节炎只有在反复发作的情况下受累关节的骨质才会受损，出现不整齐的凿孔样缺损。因此，在痛风性关节炎急性发作的首次或初期，受累关节的骨质尚未受损时，不能过早地排除患有痛风性关节炎的可能。

04　如何鉴别痛风与类风湿关节炎

　　类风湿关节炎多为对称性、持续性关节肿胀疼痛，伴双手晨僵，晨僵时间大于 1 h，以近端指间关节、掌指关节、腕关节和足趾小关节受累最多见，早期出现近端指间关节梭形肿胀，晚期出现关节周围肌肉萎缩、关节强直、掌指关节尺侧半脱位、手指天鹅颈样及纽扣花样畸形等，实验室检查可有 ESR、CRP 及类风湿因子增高，常有抗环瓜氨酸肽抗体阳性，双手 X 射线检查早期表现为关节周围软组织肿胀及关节附近骨质疏松，随病情进展可出现关节面破坏、关节间隙狭窄、关节融合或脱位。与痛风的鉴别要点：①指、趾小关节常呈对称性梭形肿胀，与单侧不对称的痛风性关节炎截然不同；②X 射线检查显示关节面粗糙、关节间隙变窄，有时部分关节面融合，骨质普遍疏松；③活动期类风湿因子阳性；④关节液检查无尿酸盐结晶。

05　如何鉴别痛风与银屑病关节炎

　　银屑病关节炎是一种与银屑病相关的炎性关节病，临床上常分为 5 型，即少关节炎型（寡关节炎型）、远端指间关节炎型、残毁性关节炎型、对称性多关节炎型及脊柱关节炎型。除脊柱关节炎型之外，其他类型均可与慢性痛风性关节炎的表现相似，且有血尿酸水平升高。但是银屑病关节炎除有受累关节肿胀疼痛、晨僵和功能障碍的表现外，还具有特征性的银屑病皮肤改变及指甲改变，从放射学改变来看，慢性痛风性关节炎是穿凿样改变，而银屑病关节炎是关节糜烂，伴近端指骨变尖和远端指骨增生，形成铅笔帽样畸形，受累指间关节间隙变窄、融合、强直和畸形。与痛风的鉴别要点：①多数患者关节病变发生于银屑病之后；②病变多侵犯指、趾关节远端，半数以上患者伴有指甲增厚、凹陷，呈脊形隆起；③X射线检查可见严重的关节破坏、关节间隙增宽、指趾末节骨端骨质吸收缩短如刀削状；④关节症状随皮损好转而减轻或随皮损恶化而加重。

06　如何鉴别痛风与反应性关节炎

反应性关节炎常出现在尿道或肠道感染后的 1～6 周，急性发病，多为单关节炎或少关节炎，主要累及膝、踝等下肢大关节。与痛风的鉴别要点：①受累关节可表现为肿胀疼痛、局部皮肤温度高；②常伴有肌腱端炎、眼炎；③急性期常有 ESR、CRP 升高；④ HLA–B27 呈阳性；⑤类风湿因子和抗核抗体阴性；⑥血尿酸水平正常，关节滑液中无尿酸盐结晶；⑦抗痛风药物治疗无效。

07　如何鉴别痛风与化脓性关节炎

化脓性关节炎主要为感染金黄色葡萄球菌所致，与痛风的鉴别要点：①可发现原发感染灶或化脓病灶；②多发生于大关节（如髋、膝关节），并伴有高热、寒战等症状；③关节腔穿刺液为脓性渗出液，涂片镜检可见革兰阳性葡萄球菌和金黄色葡萄球菌；④滑液中无尿酸盐结晶；⑤抗痛风药物治疗无效。

08　如何鉴别痛风与急性风湿热

急性风湿热发病前有 A 族溶血性链球菌感染史，病变主要侵犯心脏和关节。与痛风的鉴别要点：①多见于青少年；②起病前 1 ~ 4 周常有溶血性链球菌感染史，如咽炎、扁桃体炎病史；③常侵犯膝、肩、肘、踝等关节，并且具有游走性和对称性；④常伴有心肌炎、环形红斑和皮下结节等症状；⑤抗溶血性链球菌抗体升高，如抗链球菌激酶 >80 U，抗透明质酸酶 <128 U；⑥水杨酸制剂治疗有效；⑦血尿酸水平正常。

09　如何鉴别痛风与假性痛风

假性痛风是由焦磷酸钙沉积于关节软骨引起的病症，表现与痛风酷似。与痛风的鉴别要点：①多见于老年人；②病变主要侵犯膝、肩、髋等大关节；③ X 射线检查见关节间隙变窄和软骨钙化灶呈密点状或线状，无骨质破坏改变；④血尿酸水平往往正常；⑤滑液中可见焦磷酸钙单斜或三斜晶体；⑥降尿酸治疗效果较差。

10 痛风患者出现哪些症状时要引起高度警惕

痛风患者在日常生活中出现痛风急性发作频率增加或发作时间延长、痛风发生的部位转移、出现痛风石、出现肾脏损害（如明显的夜尿增多、泡沫尿、腰痛或下肢水肿、肾脏原因引起的高血压）等症状，提示病情逐渐加重，要引起高度警惕，需及时到当地医院的风湿免疫科就诊，调整治疗方案。

11 痛风的危害有哪些

痛风的危害很大，痛风发作时本身就是对人的一种折磨，更为重要的是，痛风可能引发一种或者多种并发症，危害人体健康。痛风一般呈间歇性发作，发病时主要表现为足趾关节、踝关节及膝关节等部位红肿，且伴有针刺、刀割般的锐性疼痛，多数患者还会伴发高热，随着病情不断进展，血尿酸水平持续升高，致使体内形成大量尿酸盐结晶，沉积在关节，可导致关节残废。慢性痛风患者常伴有血压升高、心电图改变、高脂血症、糖耐量试验阳性、尿路结石等症状及痛风肾病。痛风晚期可能引起慢性间质性肾炎，进而导致肾功能衰竭。肾功能衰竭约占痛风患者死亡原因的 30%。

12 痛风造成的关节损害可不可逆

未经规范治疗的痛风患者，其体内尿酸的清除速度长期慢于产生速度，尿酸盐结晶则可沉积在软骨、滑膜、肌腱、软组织及其他地方，形成痛风石。痛风石可造成不可逆的骨质破坏和关节损害，或压迫神经引起腕管综合征、神经根病变，也可引起皮肤破溃、感染。痛风合并有痛风石者日常生活质量明显下降。

13 痛风造成的肾脏损害可不可逆

痛风患者如果早期积极进行降尿酸治疗可以延缓甚至阻止其对肾脏造成损害；如果痛风反复发作而不进行规范的降尿酸治疗，一般 5 ~ 10 年之后就会出现肾脏损害，早期会导致肾功能不全，晚期甚至发展为尿毒症。

14 痛风石需要多长时间才能消退

痛风石的溶解需要一个缓慢的过程。血尿酸水平长期维持在 360 μmol/L 以下，3 ~ 6 个月后痛风就很少再发作；如果血尿酸水平维持在 360 μmol/L 以下超过 2 ~ 3 年，体内的痛风石大部分会被逐渐溶解清除，痛风就可以不再发作。后续是否需要继续用药，要根据检查的结果及患者具体情况进行判断。

15 如何确诊痛风患者是否伴有泌尿系结石

临床上，痛风患者常常伴随有泌尿系结石，如肾结石、输尿管结石及膀胱结石等。行泌尿系统彩超检查即可明确诊断痛风患者是否伴有泌尿系结石。

16 痛风患者理想的血尿酸水平是多少

合理饮食是控制尿酸的根本，血尿酸水平持续达标是痛风治疗的关键。很多痛风患者认为血尿酸水平降到正常值就可以了，其实对于痛风患者来说，理想的血尿酸水平是 360 μmol/L 以下，对于难治性痛风，需降至 240 μmol/L 以下，因为 360 μmol/L 是尿酸盐的结晶点，只有持续低于结晶点，体内的尿酸盐结晶才能逐渐溶解。

17 痛风临床治愈的标准是什么

痛风虽然不可能完全根治，但可以临床治愈。治疗痛风一般首选正规医院的风湿免疫科，如果医院没有风湿免疫科，可以选择内分泌科或者骨科。痛风临床治愈的标准：不是永远不发作，而是服用少量药物，尽量减少发作，发作时程度明显减轻，不影响正常的生活工作，不破坏关节，没有并发症，无不良反应。

18 高尿酸血症一定会发展为痛风吗

并非所有高尿酸血症都会发展为痛风，大约有 1/3 的高尿酸血症患者会在某个时间点发展为痛风，表现为关节疼痛、形成痛风石或痛风肾病；而剩下的 2/3 高尿酸血症患者，则可能一直处于无症状阶段，如果只有尿酸偏高，从没出现过关节疼痛等症状，医学上称为"无症状高尿酸血症"。

19 高尿酸血症有什么危害

肾脏是过滤血液、排泄尿酸的重要器官，血尿酸水平过高，尿酸盐结晶很容易在肾小球、肾小管中沉积，形成尿酸盐结石。研究发现，高尿酸血症患者中，10%~40% 的患者会首发肾结石。细小的结石可无明显症状，也可能随尿液排出，但大的结石容易堵塞肾小管和尿道，造成肾积水、肾小管梗阻、尿路感染等，可引发肾绞痛、肾区叩击痛、尿频、尿急、尿痛、血尿等症状。高尿酸血症还容易刺激肾小球发生炎症，导致慢性肾炎，严重者可出现肾功能不全或尿毒症。还有研究发现，血尿酸水平与慢性肾功能衰竭发生率有关，血尿酸 >392 μmol/L 者，男性患慢性肾功能衰竭的风险增加 94%，女性增加 42%。此外，血尿酸水平每增加 60 μmol/L，患急性肾功能衰竭的风险就会增加 74%。

高尿酸与高血压、高血糖、高血脂关系也很密切，它是多种代谢性疾病和心血管疾病的独立危险因素。有 20%~50% 的高尿酸血症患者患有糖尿病，血尿酸水平每增加 60 μmol/L，新发糖尿病风险增加 17%；高尿酸血症患者发生高血压的风险增加 81%，且血尿酸水平每增加 60 μmol/L，患高血压风险增加 15%~23%；尿酸盐结晶沉积在血管壁上，还可能损伤血管内膜，促使动脉粥样硬化形成。据统计，血尿酸水平每增加 60 μmol/L，女性冠心病的死亡率增加 30%，男性增加 17%。

此外，高尿酸血症还可促进脑卒中的发生，增加脑卒中的病死率和复发率。总而言之，血尿酸水平越高越危险。

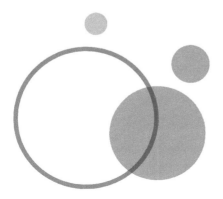

第五章　中医对痛风的认识

01　历代中医文献中对痛风是如何记载的

　　"高粱之变，足生大丁，受如持虚"出自《黄帝内经·素问·生气通天论》。唐代王冰注解曰："高，膏也。梁，粱也。膏粱之人，内多滞热，皮厚肉密，故内变为丁矣。所以丁生于足者，四支为诸阳之本也。"《黄帝内经》中的该段文字是当代学者在中医古籍中能找到的最早的有关痛风的记录。张华东等认为"足生大丁"是对痛风急性期、结石期临床表现的准确描述，而"高粱之变"中的"变"是指变化，速变为痛风性关节炎急性发作期，慢变为高尿酸血症和痛风结石期。痛风的病因为饮食不节，病机为阳气不通。临床上痛风的好发部位依次有足、手、耳、膝、肘，而足部是人体血液循环最差、温度最低的部位，确实符合阳气不通的病机理论。

　　朱丹溪的《格致余论·痛风论》及《丹溪心法·痛风》中有"夜则痛甚，行于阴""又有痛风而痛有常处，其痛处赤肿灼热或浑身壮热"的描述，又举病例"又邻鲍六……患痛风，叫号撼邻"，说明当时已有"痛风"病名，其描述之症状与痛风急性发作多在夜间，且昼轻夜重，掣痛难忍，痛处红肿发热的特点完全一致。虞抟的《医学正传》云："夫古之所谓痛痹者，即今之痛风也。"喻嘉言的《医门法律》云："痛风一名白虎历节风，实则痛痹也。"林佩琴的《类证治裁》则曰："痛风，痛痹一症也……初因风寒湿郁痹阴分，久则化热致痛，至夜更剧。"此处认为痛风属于痛痹，以外感立论，认为是风寒湿邪痹阻经脉所致，又常有"化热致痛，至夜更剧"的特点。

而张景岳的《景岳全书》云："风痹一证，即今人所谓痛风也。"则强调痛风即风痹。龚廷贤在《万病回春》云："一切痛风，肢节痛者，痛属火，肿属湿，不可食肉。肉属阳火，能助火……所以膏粱之人多食煎炒、炙煿、酒肉，热物蒸脏腑，所以患痛风、恶疮、痈疽者最多。"其论同《黄帝内经》"高粱之变"的病因，阐明酒肉为阳火，痛风之痛属火，肿属湿，故以湿热病机论之。张三锡在《医学六要》中综合了外感论及饮食内伤论，曰："痛风，即《内经》痛痹，上古多外感，古云三气合而为痹。今人多内伤……一名白虎历节风是也。"指出内伤因素是今人痛风发病的关键。

02 痛风的中医病名有哪些

西医所讲的痛风相当于中医的"痹证""历节"等，历代医家有所论述。朱丹溪在《格致余论》中就曾列痛风专篇，云："痛风者，大率因血受热已自沸腾，其后或涉水或立湿地……寒凉外搏，热血得寒，汗浊凝滞，所以作痛，夜则痛甚，行于阳也。"张景岳在《景岳全书·脚气》中，认为痛风病机外是阴寒水湿，今湿邪袭人皮肉筋脉；内由平素肥甘过度，湿壅下焦；寒与湿邪相结郁而化热，停留肌肤……病变部位红肿潮热，久则骨蚀。林佩琴在《类证治裁》云："痛风，痛痹之一症也，初因风寒湿郁痹阴分，久则化热致痛，至夜更剧。"

03 痛风的中医病因、病机是什么

痛风的中医病因、病机主要有以下几点：①禀赋不足、饮食不节、年高体衰是共同发病基础；②脾肾不足、湿热内生是重要的发病机制；③湿热、痰浊、瘀血痹阻脉络是关键病理环节；④病位在肾，与肝脏、脾脏等密切相关；⑤病久及肾形成关格是疾病发展的不良结局。

04 痛风的中医治法是什么

对痛风的治疗，中医以清热利湿、活血通络为基本治法，在此基础上，根据本虚标实、虚实夹杂的基本病机，予以祛邪扶正、健脾化痰、祛瘀通络、补益肝肾、强健筋骨，或注重辨别兼夹证候进行辨证加减，选方用药。

05 痛风的中医证型有哪些

中医认为，湿热、痰浊、瘀血、肝脾肾不足是痛风的主要病因、病机，据此辨病、辨证，湿热蕴结、瘀热阻滞、痰浊阻滞和肝肾阴虚是痛风的基本证型。痛风急性发作期多以实证为主，慢性期多虚实并见。风湿寒热为常见的病理因素，湿热内蕴为发病之始，又是病情转化的关键，兼夹证以脾虚最为常见，其次为血瘀。

06 痛风患者常见舌苔脉象是什么

早在《脾胃论》中就有论述："夫酒者，大热有毒，气味俱阳，乃无形之物也。"李东垣认为饮酒最伤脾胃，脾胃内伤，痰湿内生，酒为大热有毒之品，故饮酒者多热毒内盛。研究表明：有饮酒史的痛风患者舌质类型以舌红、舌尖红为主，舌苔类型以黄腻、薄黄多见；痛风合并"三高"患者的舌质类型均以舌淡红、舌暗红多见，舌苔类型以白腻、黄腻多见。

07 治疗痛风的常用中药有哪些

治疗痛风的常用中药：①葛根。通过摄入适宜剂量的葛根素可以抑制黄嘌呤氧化酶活性而使尿酸生成减少，并增加尿酸在尿液中的溶解度，保持一定的排泄量，从而抑制机体血尿酸水平，有益于改善高尿酸血症患者的健康状况。②金钱草。金钱草水提取物对高尿酸血症小鼠具有降低血尿酸水平的作用。③车前子。车前子含腺嘌呤、琥珀酸，能抑制嘌呤酶，使次黄嘌呤及黄嘌呤不能转化为尿酸，因而能迅速降低血尿酸水平，抑制痛风石及肾结石形成，并促使痛风石溶解。④威灵仙。威灵仙能降低血尿素氮、肌酐水平，抑制尿 N- 乙酰 -β-D- 氨基葡萄糖苷酶的活性，促进尿酸排泄，减少肾小管间质尿酸盐结晶沉积和炎性细胞浸润。

08　哪些中药具有抗炎效果

中医认为，桑寄生、刘寄奴、伸筋草、千年健、乌药、青风藤、鸡血藤、木瓜、杜仲、补骨脂、菟丝子、乳香、没药、生地、川芎、赤芍、狗脊、锁阳、骨碎补等中药具有一定的抗炎效果，配合用药有滋补肝肾、通经活络、消肿止痛的作用。

09　中医治疗痛风的常用方剂有哪些

中医治疗痛风主要是对症采用中药进行调理。例如肝肾亏虚型宜补益肝肾、除湿通络，治疗常用独活寄生汤加减；湿热痹阻型宜以清热除湿、活血通络为主，治疗常用宣痹汤加减；痰阻血瘀型以活血化瘀、化痰通络为主，治疗常用身痛逐瘀汤加减；寒湿痹阻型以温经散寒、祛风化湿为主，治疗可使用乌头汤加减。

10　如何正确煎煮中药

（1）煎煮前先预浸药材。将药材用冷水或温水浸泡30 ~ 60 min。

（2）煎药器具选择。煎煮中药的器具最好选择瓦罐，因为瓦罐不容易与中药发生化学反应。如果选用铜、铁、铝、锡等制成的器具，容易发生氧化，使药液颜色加深或产生异味，甚至引发其他疾病。

（3）煎煮药材不必清洗。一般药材在准备煎煮时不必清洗，因为有些药材清洗后会流失有效成分，从而使药效降低，影响治病的效果。

（4）药液煎出量。成人每剂中药药液煎出量一般以200 mL 为度，具体应遵医嘱。

11 痛风的中医治疗有哪些优势

中医在治疗痛风时，常常通过辨证论治来改善患者体质，从根本上预防和治疗痛风的发作。其中外治法通过局部的外敷用药可以改善局部的血液循环，打通经络。一些外治法还可以减轻尿酸盐结晶对局部软骨组织的损害。所以中医治疗痛风安全有效、优势显著，中医外治法更有安全性高、费用低、操作简便等优势。

12 中医治疗痛风的中药有哪几类

当痛风发作时，辨证服用中药，可以有效缓解痛风引起的关节肿痛等症状。分类有补肝益肾、活血清利的中药；健脾益肾、温阳散寒的中药；化痰散结、活血通络的中药；清热祛风、通络利湿的中药；清热利尿、通淋排石的中药。这几类中药都有不错的效果。

13　痛风的中医外治特色疗法有哪些

　　痛风的中医病机多以痰瘀、热毒、湿浊等实邪为主，根据实则泻之、邪盛者虚之的原则，可采用针灸等外治法，主要有以下几类：①针灸。针刺也多以泻法为主，包括火针疗法、刺络放血、梅花针扣刺、三棱针挑刺等一些驱泻实邪的方法。②中药熏洗。中药熏洗利用药物煎煮产生的热效应渗透局部而达到治疗效果，其操作简便，易于患者实施，且不良反应小，适应证广泛，长时间使用也能被患者接受，因此在临床中被广泛应用。③穴位贴敷。穴位贴敷利用药物对穴位的持续刺激而产生作用，药物接触皮肤，从皮肤渗透，透皮吸收药物浓度相对恒定，药力持久均匀。穴位贴敷治疗痛风常常选用阿是穴、膝眼穴、阳陵泉穴。④中药外敷。中药外敷剂型多，药物广，安全性高，不良反应小，除皮肤过敏忌用外无太多禁忌。外敷可以将药物打散用介质调敷于患处，也可用中药制成膏剂涂抹于患处。药物直接作用于患处，局部渗透可促进扩张局部微血管，抑制炎症反应从而缓解痛风症状，在临床中应用较广。⑤耳穴疗法。耳穴疗法通过刺激耳部穴位以调整机体脏腑气血阴阳，操作简便。⑥穴位注射。穴位注射是在经络腧穴等部位局部注入药液以缓解局部症状的治疗方法。该方法将针刺穴位与药物治疗相结合。

14 中药外敷疗法在痛风治疗中如何应用

中药外敷所用药物不同，但药物组成大多为清热解毒、活血化瘀、消肿理气、芳香走窜之类。一般是将药物用介质调和，敷于患处，用绷带辅助固定，操作简单，疗效显著。也有将中药制成的膏剂直接涂抹于患处，利用现代技术添加基质使其易于吸收的，临床常用的有金黄膏、消痛膏、消炎膏等中药制剂。该类药物不良反应小，方便涂抹，临床应用广泛且效果优于西药类软膏。

15 中药泡浴疗法在痛风治疗中如何运用

在泡浴的过程中，中草药的有效成分如生物碱、氨基酸、各种微量元素等，以及具有浓烈香味的物质如酮、醛、醇等直接作用于人体表面，经过皮肤黏膜、汗腺、皮脂腺的吸收、渗透进入人体，起到直接的治疗作用。温热刺激可提高新陈代谢；加速炎症致痛介质的清除；促进局部渗出物的吸收；降低骨骼肌、平滑肌和纤维结缔组织的张力，松解肌肉、缓解痉挛；降低感觉神经的兴奋性，干扰疼痛信息的传导。还有研究认为，这种物理的温热作用可提高免疫功能，增加体内脑啡肽的含量，从而起到广泛的镇痛作用。

16 穴位按摩疗法在痛风治疗中如何应用

痛风患者体内尿酸盐结晶的形成和肝热有密切的关系。肝热的人小便特别黄，而且味重，小便中尿酸盐含量特别高，这些尿酸盐形成结晶沉积在关节中会造成痛风，沉积在肾脏里则形成肾结石。痛风患者疼痛发作时尿酸盐结晶已经存在于关节里，要缓解疼痛，首先要将尿酸盐结晶排出，至少使其离开原来的位置。这时按摩心包经，能使尿酸盐结晶移动，甚而排出，症状即能缓解。按摩的顺序是先按昆仑穴，接着按膻中穴，再按内关穴及心包经其他的穴位，最后敲一敲胆经，按摩小腿脾经，再加上肾经的复溜，以缓解肝脏的负担，达到补肝的目的。

17 拔罐疗法在痛风治疗中如何应用

痛风的拔罐治疗主要是把罐口捂在患病的地方，慢慢吸出病灶处的湿气，帮助促进局部血液循环，有祛湿止痛、疏通经络等效果，而且还能增强患者身体免疫力。拔罐取穴主要是阿是穴，令患者取卧位，将阿是穴消毒，用七星针重叩至皮肤出血，立即加拔火罐，待瘀血出净，取罐，用干棉球擦去瘀血。每处每次以拔出 5 ~ 10 mL 瘀血为宜，每周 2 次，4 次为 1 个疗程。

18 针灸疗法在痛风治疗中如何应用

针灸疗法作为传统中医疗法之一，具有行气活血、化痰除湿、泻热解毒、疏通经络的功效，在治疗痛风性关节炎方面具有经济、安全、无不良反应、操作简单的特点。常用于治疗痛风性关节炎的腧穴依次为太冲穴、三阴交穴、足三里穴、阴陵泉穴、曲池穴、太溪穴、阳陵泉穴、血海穴、太白穴、合谷穴等。三阴交穴为肝、脾、肾三经交会穴，针刺之能健脾，补益肝肾；足三里穴为胃经之合穴，阴陵泉穴为脾经合穴，脾胃为后天之本，气血生化之源，针刺之能补益气血，健脾祛湿；太溪穴为肾经原穴，针刺之能补益肾气。四穴合用，共奏补益肝肾、健脾祛湿、补益气血之功。按照"腧穴所在，主治所在"的选穴原则，针刺阿是穴能散瘀消肿、通络止痛，加强临床疗效。

19 艾灸疗法在痛风治疗中如何应用

艾灸具有温通气血、舒经通络的作用。艾灸治疗痛风取穴阿是穴。

（1）艾条灸。点燃艾条，垂直对准施术部位，距皮肤2～3 cm熏烤，以患者局部有温热感而无灼痛为宜。一般每穴灸10～15 min，至皮肤红晕潮湿为度。

（2）艾炷灸。采用直径5 mm、高8 mm的艾炷行着肤灸，灸7壮。灸毕疼痛明显减轻，灸疮局部贴以膏药，注意灸疮的养护，及时更换膏药。

（3）隔物灸：以百合与冰片按 10 ∶ 1 的比例加饴糖制成 1.5 mm 厚的药饼，将药饼覆盖于穴位上，并把灸炷置于饼上燃烧，以不灼伤皮肤为度。每次 3 壮，2 日 1 次，10 次为 1 个疗程。疗程间休息 1 周，共治疗 2 个疗程。

💉20　刮痧疗法在痛风治疗中如何应用

刮痧可产生刺激，能促使毛细血管扩张，改善毛细血管血液循环，使淋巴循环加快，促进新陈代谢，起到活血化瘀、清热除湿、祛瘀排毒、消肿止痛的作用。通过背部刮痧，使血液及淋巴循环加快，体内活性物质的运转与降解加速，促进炎性产物的排出，可达到消炎排毒、通经除湿的目的，大大减轻患者疼痛、关节功能障碍及发热等症状。

💉21　电针疗法在痛风治疗中如何应用

电针疗法有较好的消肿、抗炎与镇痛效果，有助于尿酸的溶解、增加尿酸的排泄，从而达到改善尿酸代谢的作用。选取阿是穴、足三里穴、三阴交穴，给予电针治疗。通过神经传导，可提高机体的痛阈，增强机体的免疫功能，抑制痛觉中枢，从而发挥镇痛效应。也可通过毫针刺激腧穴，调整肌张力，促进气血循环，改善急性痛风性关节炎患者的临床症状及体征。电针刺激足三里穴可补益虚损、调理脾胃、顾护正气，使邪气外出、正气充足、土旺制湿。电针步骤如下：患者取仰卧位或坐位，施针部位皮肤用 75% 乙醇常规消毒，快速进针。

22　小针刀疗法在痛风治疗中如何应用

小针刀疗法是有效结合针灸和手术刀作用的一种新型疗法，不仅能够发挥针灸针刺的作用，还能起到切割体内病变组织、分解粘连组织等手术刀的作用。小针刀疗法可改善痛风性关节炎患者关节内的组织代谢，有效改善痛风前期的临床症状，还可通过松解肿胀关节囊，挤出部分组织液，改善血液循环，促进炎症的消退和吸收，有效防止和解除尿酸盐结晶沉积在关节腔，提高疗效。

23　痛风的中医疗法机理是什么

从中医学角度分析，痛风性关节炎的病因、病机可分为内因和外因两种。内因为先天禀赋不足，肝脾肾亏虚，气血营卫失和；外因为外感风寒 (热) 湿之邪，加之饮食不节，劳倦过度，情志不遂。本病以体虚为本，复加湿、毒、痰、瘀、痹、阻为标，两者之间可以相互影响，互为因果，共同影响疾病的发展及预后。由"标"实致病，引动其"本"；或可由"本"虚致病，牵动其"标"。因此，治则上应"治病求本，追根溯源"。特别要强调的是，疾病后期出现的痰瘀互结是多种因素导致的结果，更是急性发作的病理基础。急性期和间歇期的临床症状差异较大，在临床上易于辨别。急性期多由寒湿郁热化毒、湿热、痰瘀、浊毒所致，治则上宜"急则治其标"；间歇期虽仍有痰瘀、湿热等病理产物存留于体内，但以肝、脾、肾亏虚为主，治则上宜"缓则治其本"。

24 痛风的中医外治特色疗法效果如何

在中医外治方面，针刺对多种证型的痛风性关节炎均可以通过选穴得出相应治疗方案；灸法对以寒湿瘀滞为主的痛风性关节炎疗效较好；刺血对以血瘀、瘀毒为主的实证见效更好；电针在普通针刺的基础上镇痛效果更好；中药贴敷对局部消肿止痛和刺激经络有很好的效果。

25 仅仅口服中药可不可以治愈痛风

痛风仅靠吃中药一般不能治愈。目前痛风没有完全治愈的方法，临床上常常需要通过口服降尿酸药物来控制尿酸。患者可以在医生指导下口服中药来辅助降尿酸，以减轻关节疼痛症状，从而达到临床治愈的目的。

26 仅用针灸治疗可不可以治愈痛风

目前临床上最主要的治疗痛风的方法还是以预防和药物治

疗为主，针灸治疗为辅，仅仅依靠针灸治疗无法治愈痛风。

27 仅用中药外敷可不可以治愈痛风

临床上，中药外敷通过局部渗透可促进局部微血管扩张，抑制炎症反应，从而缓解痛风症状，但不能治愈痛风。

28 痛风患者关节红肿热痛时可不可以艾灸

痛风急性发作期是不建议用艾灸治疗的。因为痛风急性发作期局部关节会有明显的红肿症状，而艾灸的功效主要是温经通络，此时用艾灸可能会加重局部红肿等症状，不利于疾病的恢复。

29 痛风患者关节红肿热痛时可不可以热敷

痛风急性发作时不能热敷，盲目热敷会加重患者的病情，但其他时候可以适当热敷改善病症。所以痛风患者可不可以热敷要根据具体情况而定。

30 有些秘方、偏方治疗痛风效果很好，能不能长期用

痛风的治疗主要是控制尿酸，民间有些中药秘方、偏方虽治疗痛风效果很好，但治疗后患者仍要定期监测尿酸指标。需要说明的是，有些民间中药秘方、偏方中加有大量的糖皮质激素和（或）非甾体抗炎药，虽然治疗效果很好，但是长期服用不良反应较大，常常会引起高血压、糖尿病、肝肾功能异常、胃溃疡及胃出血等，故不建议痛风患者长期口服民间中药秘方、偏方。

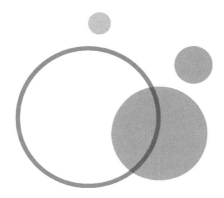

第六章　痛风的治疗

01 痛风的非药物治疗包括哪些

痛风的非药物治疗总体原则是生活方式的管理。首先是控制饮食、适当运动、肥胖者减轻体重等；其次是控制痛风相关伴发病及危险因素，如高脂血症、高血压、高血糖、肥胖和吸烟等。需强调的是，非药物治疗不能代替降尿酸药物治疗。

02 治疗痛风的药物包括哪些

痛风不发作时，患者往往会忘记它的存在；一旦发作，患者会感觉生不如死。目前临床上治疗痛风的药物包括以下几类：①降尿酸药物，如别嘌醇、非布司他、苯溴马隆；②止痛药物，如秋水仙碱、非甾体抗炎药、糖皮质激素；③碱化尿液的药物，如碳酸氢钠、枸橼酸氢钾钠等。

03 痛风患者可不可以自行用药或依据广告宣传用药

一般不建议痛风患者自行用药或依据广告宣传用药。我们建议患者到正规医院风湿免疫科就诊，根据相关化验结果，制订规范化的降尿酸药物治疗方案。

04 痛风患者如何根据自身脏器功能调整用药方案

痛风患者用药前及用药期间应定期检查血尿酸水平及 24 h 尿酸水平，以此作为调整药物剂量的依据。并应定期检查血常规、肝功能及肾功能。痛风患者药物治疗期间禁止自行停药或擅自加减药，应咨询风湿免疫科医生调整用药方案。

05 治疗痛风的非甾体抗炎药有哪些

痛风急性发作期应尽早应用足量的非甾体抗炎药，主要包括非特异性环氧化酶（COX）抑制剂和特异性 COX-2 抑制剂。临床上，常用的有双氯芬酸、依托考昔、美洛昔康、塞来昔布等。

常用的非甾体抗炎药及用量如下表：

表1 常用的非甾体抗炎药及用量

药物	半衰期/h	起效时间/h	COX的选择性	常用推荐剂量
依托考昔	约22	1	特异性 COX-2 抑制剂	60~120 mg, 1次/d
艾瑞昔布	约20	2	特异性 COX-2 抑制剂	100 mg, 2次/d
塞来昔布	8~12	2~3	特异性 COX-2 抑制剂	200 mg, 2次/d
双氯芬酸	约2	1/3~1	非特异性 COX抑制剂	50 mg, 3次/d

续表

药物	半衰期/h	起效时间/h	COX的选择性	常用推荐剂量
醋氯芬酸	约4	1.5~3	非特异性COX抑制剂	100 mg,2次/d
布洛芬	1.8~3.5	1~2	非特异性COX抑制剂	200 mg,3次/d
吲哚美辛	约2	1/2~2	非特异性COX抑制剂	50 mg,3次/d
酮洛芬	1.5~2.5	0.5~2	非特异性COX抑制剂	50 mg,3次/d
萘普生	10~18	2~4	非特异性COX抑制剂	250 mg,3次/d
洛索洛芬	1~1.5	0.5	非特异性COX抑制剂	60 mg,3次/d
美洛普康	约20	4.9~6	非特异性COX抑制剂	7.5 mg,2次/d
吡罗昔康	30~60	3~5	非特异性COX抑制剂	10 mg,2次/d

06 使用非甾体抗炎药治疗痛风时应注意哪些事项

使用非甾体抗炎药治疗痛风时需要注意的是使用疗程要短，用量不宜过大，建议从小剂量开始使用；为了减少胃肠道刺激建议在饭后服用。除此之外，需要特别注意的是有哮喘史、过敏史者，活动性、消化性溃疡或胃出血者严重肝功能、肾功能不全者、血管神经性水肿者、炎症性肠病者、严重心力衰竭者，以及孕妇、哺乳期妇女禁用这类药物。非甾体抗炎药也可导致肾功能损害，应注意监测肾功能。特异性COX-2抑制剂会增加心血管事件的危险性，合并心肌梗死、心功能不全者应避免使用。充血性心力衰竭、水肿或高血压控制不佳、脑卒中或脑缺血发作史者慎用。非甾体抗炎药可能致肾脏缺血，诱发和加重慢性肾功能不全，慢性肾病者不建议使用。估算肾小球滤过率（eGFR）>60mL/（min·1.73m^2）时谨慎使用，eGFR<60 mL/（min·1.73m^2）时不建议长程使用，eGFR<30 mL/（min·1.73m^2）时禁用。

07 非甾体抗炎药有哪些不良反应

非甾体抗炎药的不良反应通常有：①胃肠道不适症状，这是这类药物最常见的不良反应，如恶心、呕吐、上腹部不适、消化道溃疡、胃肠道穿孔、上消化道出血等。②导致肾损害，如引起血尿、血肌酐升高等，长期使用可导致慢性肾功能衰竭。③凝血功能障碍，如延长出血时间，对严重肝损害、凝血酶原过低、维生素 K 缺乏及血友病患者可导致出血。④过敏反应，以荨麻疹和哮喘最为常见。⑤水杨酸反应，大剂量服用可引起眩晕、恶心、呕吐、耳鸣、听力下降等症状，严重者可能导致过度换气、酸碱平衡失调、高热等。

08 目前痛风患者应怎样选择降尿酸药物

降尿酸药物的选择个体化特征较明显，即根据每位患者的身体状况选择，并非越贵越好。目前国内常用的降尿酸药物包括抑制尿酸合成药物和促进尿酸排泄药物两类，常用药物有别嘌醇、非布司他和苯溴马隆。

09　常用降尿酸药物的作用机制是什么

别嘌醇和非布司他均是通过抑制黄嘌呤氧化酶活性，减少尿酸合成，从而降低血尿酸水平；苯溴马隆能抑制肾小管对尿酸盐的重吸收而促进尿酸排泄，降低血尿酸水平。

10　促进尿酸排泄的药物有哪些

临床上，促进尿酸排泄的药物中常用的有丙磺舒、苯溴马隆等。丙磺舒，主要适用于高尿酸血症伴慢性痛风性关节炎及痛风石患者；苯溴马隆，主要适用于原发性和继发性的高尿酸血症、痛风性关节炎间歇期及痛风结节肿等。

11　抑制尿酸合成的药物有哪些

临床上，抑制尿酸合成的药物常有别嘌醇和非布司他。别嘌醇，主要适用于慢性原发性或继发性痛风的治疗，控制急性痛风发作时需要同时服用秋水仙碱或其他非甾体抗炎药；非布司他，主要适用于痛风患者高尿酸血症的长期治疗，不推荐用于无临床症状的高尿酸血症。

12 别嘌醇降尿酸治疗剂量如何选择

别嘌醇通常建议从小剂量开始使用，并逐渐增加使用剂量：初始剂量每次 50 mg，每日 2 ～ 3 次；维持剂量建议每次 100 ～ 200 mg，每日 2 ～ 3 次，对于严重痛风患者每日使用剂量可至 600 mg。但是肾功能下降的患者使用剂量需要格外注意，对于肌酐清除率 <60 mL/min 者，别嘌呤醇应减量使用，使用剂量建议在 50 ～ 100 mg/d，对于肌酐清除率 <15 mL/min 者应禁用。别嘌醇的不良反应与使用剂量有关，因此当使用最小剂量能够使血尿酸达标时，不建议增加使用剂量。

13 别嘌醇的不良反应有哪些

临床上，别嘌醇的不良反应常常表现为皮疹、腹泻、白细胞减少、脱发、肝功能、肾功能损伤等，一般停药后均能恢复正常。但国外有报道数例患者在服用本品期间发生原因未明的突然死亡。在所有不良反应中最要引起重视的是皮疹，可呈瘙痒性丘疹、荨麻疹、紫癜甚至重症药疹（如剥脱性皮炎、重症多形红斑型药疹、中毒性表皮坏死松解症）。

14　痛风患者使用别嘌醇时应注意哪些问题

痛风患者使用别嘌醇时需注意药物剂量、特殊人群，避免超适应证用药，严禁禁忌证用药；过敏体质患者、高敏状态患者慎用；注意合并用药，防止发生药物相互作用；服用别嘌醇后，如果出现任何皮肤反应或其他超敏反应体征，应当立即停药，及时到正规医院风湿免疫科或皮肤科诊治。

15　痛风患者如何避免别嘌醇的过敏反应

别嘌醇可引起皮肤过敏反应，严重者可发生致死性的剥脱性皮炎等超敏反应综合征。HLA-B5801 基因阳性、应用噻嗪类利尿剂和肾功能不全是导致别嘌醇过敏反应发生的危险因素。患者在服用别嘌醇治疗前需检查肾功能，有条件时进行HLA-B5801 基因筛查，呈阳性者禁用。

16　非布司他降尿酸治疗剂量如何选择

非布司他通常起始剂量为 40 mg，每日 1 次，如果使用 2周后血尿酸水平仍不低于 360 μmol/L，建议剂量增至 80 mg，每日 1 次。肾功能不全、肌酐清除率为 30 ~ 89 mL/min 的患者无需调整使用剂量。在服用非布司他初期，经常出现痛风发作频繁的情况，这是因为血尿酸水平下降过程中，组织中沉积的尿酸盐会溶解，重新分布。为预防治疗初期的痛风发作，建议同时服用秋水仙碱或非甾体抗炎药。另外在使用非布司他期间如果出现痛风发作，通常无需中止非布司他治疗。但是正在接受硫唑嘌呤、巯嘌呤治疗的患者应绝对禁用非布司他。

17　非布司他的不良反应有哪些

临床上，非布司他的不良反应常常表现为肝功能异常，偶见如胃肠道反应、关节痛、皮疹等。值得注意的是，非布司他可能导致心血管疾病患者的死亡风险增加。

18　苯溴马隆降尿酸治疗剂量如何选择

苯溴马隆成人起始剂量为 25 ~ 50 mg/d，每 4 周左右监测血尿酸水平 1 次，若未达标，则缓慢递增剂量至 75 ~ 100 mg/d。该药长期使用对肾脏没有显著影响，可用于肌酐清除率 >20 mL/min 的肾功能不全患者，肌酐清除率 >60 mL/min 的患者也无需减量使用，每日 50 ~ 100 mg 即可，但是肌酐清除率 <20 mL/min 的患者应禁用。每日 1 次，早餐后服用。一般服用苯溴马隆 6 ~ 8 d 后血尿酸会明显下降，其降血尿酸强度及达标率强于别嘌醇，坚持服用可维持体内血尿酸水平达到目标值，长期治疗可以有效溶解痛风石。

19　苯溴马隆的不良反应有哪些

临床上，苯溴马隆的不良反应常常表现为肝功能损害、胃肠道反应（腹泻、胃部不适、恶心等）、皮肤过敏（风团、斑疹、潮红、瘙痒等）。其中最需要关注的是肝功能损害。

20　痛风患者使用苯溴马隆应注意哪些问题

痛风患者在使用苯溴马隆治疗期间需大量饮水以增加尿量，饮水量不得少于 1500 mL，以促进尿酸排泄，避免尿酸在泌尿系统形成结石。在开始用药的前 2 周酌情服用碳酸氢钠或枸橼酸合剂，使尿液 pH 值控制在 6.2 ～ 6.9，并定期监测。用药期间还应留意肝损害的症状和体征，如出现食欲不振、恶心、呕吐、全身倦怠感、腹痛、腹泻、发热、眼球结膜黄染等，应及时就诊，必要时检查肝功能并进行相应治疗。

21　目前治疗痛风有哪些新的药物

（1）尿酸氧化酶类。①普瑞凯希，这是一种聚乙二醇化尿酸特异性酶，可催化尿酸氧化为尿囊素，尿囊素是惰性、水溶性的嘌呤代谢物，很容易被消除，主要由肾脏排泄，从而降低血尿酸水平。该药主要用于治疗难治性痛风，其不良反应有严重心血管事件、输液反应和免疫原性反应等。②拉布立酶，能降低肿瘤所引起的高尿酸水平，常见不良反应是发热、恶心、呕吐及皮疹等，并且停药后容易出现尿酸大幅反弹，目前国内尚未广泛使用。

（2）新型降尿酸药物 RDEA594。这是一种选择性尿酸重吸收抑制剂，通过抑制尿酸转运蛋白 –1 发生作用，以增加尿酸排泄和降低血尿酸水平，主要用于治疗痛风相关的高尿酸血症，目前国内尚未广泛使用。

22　还有哪些药物具有降尿酸的作用

临床上，降压药物氯沙坦也有降尿酸作用，被广泛用于合并高尿酸血症的高血压患者。另外，有些治疗高脂血症的药物也可以同时降低尿酸。非诺贝特除了能降低甘油三酯，还可以通过抑制尿酸转运蛋白 –1 抑制肾近端小管重吸收尿酸，促进肾脏尿酸排泄，从而降低血尿酸水平，是合并高尿酸血症的高甘油三酯血症患者优选。阿托伐他汀钙可通过促进肾脏尿酸排泄降低血尿酸水平。合并高尿酸血症的高胆固醇血症患者，调脂药物建议首选阿托伐他汀钙。

23　碳酸氢钠片可不可以降尿酸

碳酸氢钠片，俗称碱片，也叫小苏打片。碳酸氢钠片是一种碱性药物，不能降尿酸，但是可以碱化尿液，增加尿酸的溶解度，促进尿酸的排出，防止尿酸盐结晶的形成。因此碳酸氢钠片只起辅助治疗作用，痛风患者千万别期望只吃碳酸氢钠片就能把尿酸降下来。

24　什么情况下可以使用碳酸氢钠片

尿酸在酸性溶液中不容易溶解，当 pH 值为 5.0 时，每升尿液只能溶解尿酸 80 ~ 120 mg；而 pH 值为 6.0 时，每升尿液能溶解尿酸约 220 mg；pH 值为 6.2 ~ 6.9 时，其溶解度最高达 100%。因此，接受降尿酸药物治疗时，尤其是服用苯溴马隆等促进尿酸排泄药物的患者及尿酸肾病患者，推荐将尿pH 值维持在 6.2 ~ 6.9，以增加尿液中尿酸溶解度。此时，可以适当服用碳酸氢钠片碱化尿液，使尿液 pH 值维持在合适范围。

25　服用碳酸氢钠片需要注意什么

（1）注意服用后尿 pH 值过高（pH>7.0），有增加草酸钙、磷酸钙和碳酸钙等结石形成的风险。因此，服用碳酸氢钠碱化尿液的过程中要定期监测尿 pH 值。

（2）对于合并高血压的痛风患者来说，碳酸氢钠片并不是一个良好的选择，因为服用该药会摄入大量的钠离子，长期应用可能会加重高血压病情，从而造成心血管方面的危害。

（3）注意药物之间的相互作用。本品可加速酸性药物的排泄（如阿司匹林），降低胃蛋白酶、维生素 E 的疗效，增强在碱性尿液中发挥更好作用的药物（如氨基糖苷类抗生素）的疗效。

26　秋水仙碱可不可以降尿酸

临床上，秋水仙碱是不能降尿酸的。秋水仙碱主要是针对急性痛风的发病机制而设，它可降低白细胞的活动和吞噬作用，减少乳酸形成，由此减少尿酸盐结晶的沉积，减轻炎症反应，从而产生抗炎止痛作用。

27　秋水仙碱的不良反应有哪些

秋水仙碱的不良反应很大，而且与剂量明确相关，其常见的不良反应有：①胃肠道，如呕吐、腹泻、腹痛及食欲不振等，发生率高达 80%，长期服用者可出现严重的营养不良或出血性胃肠炎。②骨髓抑制，如白细胞减少、血小板下降等，严重者导致再生障碍性贫血，有时可危及生命。③肝损害，如转氨酶升高、黄疸等。④肾损害，如血尿、少尿，血肌酐升高等，严重者出现急性肾功能衰竭。⑤其他症状，如肌溶解、脱发、皮疹、发热、抽搐及意识障碍。

28　针对秋水仙碱的不良反应临床上如何应对

目前中外痛风诊疗指南均认为，小剂量秋水仙碱所起的作用和大剂量的差不多，但是大大降低了不良反应发生的概率。临床上建议治疗痛风急性发作时应用低剂量秋水仙碱，首次剂量 1 mg，此后每次 0.5 mg，1 ~ 2 次 /d。

29　痛风发作间歇期及慢性期秋水仙碱如何应用

在痛风发作间歇期及慢性期，建议应用小剂量的秋水仙碱预防痛风急性发作：每次 0.5 mg，1 ~ 2 次 /d，至少维持 3 ~ 6 个月。同时定期监测肝肾功能及血常规。

30　糖皮质激素有哪些药物

临床上，糖皮质激素有短效的、中效的、长效的。短效的包括可的松、氢化可的松；中效的包括泼尼松、泼尼松龙、甲泼尼龙；长效的包括地塞米松、倍他米松。

31　使用糖皮质激素的注意事项有哪些

　　临床上,糖皮质激素抗炎止痛效果明显优于非甾体抗炎药,可更好地缓解关节肿痛,可抗炎、减少白细胞浸润、缓解红肿热痛,还能减轻炎症引起的瘢痕和粘连,主要适用于严重急性痛风发作伴明显全身症状者,秋水仙碱、非甾体抗炎药治疗无效或使用受限者及肾功能不全者,或痛风急性发作累及多关节、大关节者。尽量避免使用长效制剂如地塞米松等。不建议非甾体抗炎药和糖皮质激素同时应用,避免发生严重的胃肠道不良反应。

32　糖皮质激素有哪些副作用

　　短期使用糖皮质激素可导致胃肠道反应,如胃和十二指肠溃疡、消化道出血等;长期使用可导致向心性肥胖、感染、钙的丢失、骨质疏松、股骨头坏死、高血压、糖尿病、胃溃疡、上消化道出血等。

33　痛风患者治疗过程中如何合理使用糖皮质激素

　　在痛风治疗过程中,对严重痛风、剧烈疼痛者可联合用药,如秋水仙碱＋糖皮质激素,或者秋水仙碱＋非甾体抗炎药,不提倡非甾体抗炎药＋糖皮质激素的联合应用，因为二者对胃肠黏膜的损害都很明显，容易导致消化道出血。

34　痛风治疗过程中糖皮质激素如何减量

在痛风治疗过程中，一般推荐使用泼尼松 0.5 mg/（kg·d），连续用药 5 ~ 10 d 停药，或用药 2 ~ 5 d 后逐渐减量，总疗程 7 ~ 10 d，不宜长期使用。

35　痛风治疗过程中如何预防糖皮质激素的不良反应

在痛风治疗过程中，尽管糖皮质激素治疗效果明显，甚至比秋水仙碱起效更快，但其不良反应同样不可小觑，它可引起消化性溃疡出血、血糖及血压升高、继发性骨质疏松等。因此，糖皮质激素通常不作为止痛药的首选，而且只限于短期使用。为了预防糖皮质激素减量或撤药后发生"反弹"，可以采用糖皮质激素与小剂量秋水仙碱联用，停用糖皮质激素后，继续用小剂量秋水仙碱维持治疗一段时间。

36　痛风患者口服糖皮质激素后出现骨质疏松怎么办

对痛风患者口服糖皮质激素后引起的骨质疏松的治疗，主要采取以下措施：①根据病情减量或停用糖皮质激素。这是治疗糖皮质激素引起的骨质疏松的最基本的措施。如果病情不允许停药，可以减量使用或者隔天使用。②补充维生素 D 和钙。可补充活性的维生素 D_3 和碳酸钙片，最好是这两种成分的复合剂型。③加强运动。运动锻炼可以预防骨质疏松。④接受阳光的照射。阳光中的紫外线可以促使皮肤合成维生素 D，从而促进钙的吸收。⑤食物补钙，也就是适当吃一些富含钙质的食物，比如牛奶、豆浆、鸡蛋、鱼虾、坚果等。

37 痛风患者口服糖皮质激素后出现消化道出血怎么办

痛风患者病情迁延难愈，往往需要长期服用糖皮质激素、非甾体抗炎药控制。而上述药物极易诱发消化性溃疡、糜烂性胃炎、上消化道出血等消化道疾病，治疗上需减少糖皮质激素的用量或改变用药途径，若出血严重应停止糖皮质激素的使用。针对消化道出血，需要运用质子泵抑制剂抑制胃酸分泌，控制病情，并嘱患者在痛风急性发作期卧床休息，暂禁食，保持大便通畅，避免便秘，尽早排除胃肠道积血，做好患者思想工作，消除患者紧张情绪。经过治疗后一旦可以进食，应严格按照痛风急性发作期的饮食要求进食，补足液体，保持 24 h 尿量在2500 mL 以上，避免因尿量减少引起尿酸增高。

38 哪些降脂药物可以辅助降尿酸

目前临床上已确认降脂药物非诺贝特、阿托伐他汀钙有辅助降尿酸作用。而仍未能明确是否可以辅助降尿酸，需进一步研究的降脂药物如下：①辛伐他汀。有研究指出，辛伐他汀可起到协同降低血尿酸水平的作用，但由于相关研究较少，而且作用机制并不明确，不将辛伐他汀列为高尿酸血症合并高脂血症的推荐药物。②依折麦布。其作用机制是通过抑制胆固醇吸收，发挥降脂作用。有研究提示，依折麦布与辛伐他汀联用具有协同降低尿酸的作用，但由于仅为小样本报道，而且具体作用机制也不明确，因此有待进一步研究。③前蛋白转化酶枯草溶菌素9抑制剂。其上市时间尚短，对尿酸的影响同样有待进一步研究。

39 常用的降尿酸药物对血脂有影响吗

（1）非布司他：主要作用是抑制尿酸生成，可通过抑制黄嘌呤氧化酶活性，而在降低尿酸的同时降低血脂。

（2）别嘌醇：可以抑制尿酸生成，但未发现对血脂的作用。

（3）苯溴马隆：可以促进尿酸排泄，但未发现对血脂的作用。

40 高尿酸血症合并高脂血症如何用药

（1）高尿酸血症合并高脂血症（无论高甘油三酯血症还是高胆固醇血症），降尿酸药物选非布司他。

（2）高尿酸血症合并高甘油三酯血症，降脂药物选非诺贝特。

（3）高尿酸血症合并高胆固醇血症，降脂药物选阿托伐他汀钙。

41 降尿酸药物都有不良反应，到底要不要吃

俗话说"是药三分毒"。这句话没错，但是我们为什么要吃药？我们吃药是因为生病了，需要把病情控制下来，不然疾病所带来的并发症比这"三分毒"还要毒几倍甚至几十倍。高血压控制好了，问题不大；控制不好，发生心脑血管意外是会死人的。糖尿病也是，痛风也不例外。长期处于高尿酸水平，疏于控制，不仅容易导致痛风反复发作，还可能造成关节破坏、痛风石形成、痛风肾病、肾结石等，严重的甚至可能导致畸形和残疾、尿毒症等。其实常用药物的不良反应已经很明确了，只要定期监测，绝大多数情况下并无大碍，至少比放任疾病发展要安全得多。不要总和以前健康的自己或者不需要吃药的人比，生病了就得接受这个事实，只有接受了，才能以良好的心态来对待疾病，治疗疾病。

42　降尿酸药物是否能随意停用

临床上经常遇到一些痛风患者尿酸值一达标就自主停药，导致痛风反复发作。血尿酸的持续达标需要长期的降尿酸治疗。经过积极的降尿酸治疗，大部分患者可将药物逐渐减少至最小剂量以维持治疗，也有小部分患者停药后通过饮食等生活干预就可维持较好的血尿酸水平。然而，还有部分患者一旦减药血尿酸就会反弹，此类患者尤其需要维持长期治疗剂量。通常来说，疾病病程越长，体内痛风石越多，治疗所需的时间就会越长，甚至需要终身服药。

43　痛风患者急性发作该如何处理

痛风患者急性发作 24 h 内，可以服用非甾体抗炎药（如依托考昔、美洛昔康、塞来昔布、双氯芬酸等）、秋水仙碱或糖皮质激素。但具体用药剂量及疗程，需由风湿免疫科医生根据患者的情况决定。

44　痛风的间歇期及慢性期如何治疗

痛风的间歇期和慢性期以降尿酸治疗为主。间歇期需要坚持长期的降尿酸治疗，使血尿酸水平 $<360\,\mu mol/L$。降尿酸治

疗要缓慢进行，如果立刻溶解尿酸盐结晶，容易引起痛风急性发作，所以服用降尿酸药物要从少量开始，并且在日常生活中要配合食疗。慢性期的治疗目标是长期有效控制血尿酸水平，防止痛风发作，或溶解痛风石使血尿酸水平达标，控制血尿酸水平 <300 μmol/L，有利于尿酸盐结晶的溶解。

45　原发性痛风如何治疗

降尿酸为原发性痛风与继发性痛风治疗的关键，即降低尿酸，避免痛风复发或减少复发次数，降低肾脏与心血管损害。临床治疗目标是将血尿酸水平降至 360 μmol/L 以下，若患有肾结石或关节周围有结节，须将血尿酸水平降至 300 μmol/L 以下。若肾脏病引起继发性痛风，用药过程中需关注肾脏功能，根据患者肌酐清除率选择降尿酸药物及其剂量。

46　继发性痛风如何治疗

继发性痛风与原发性痛风治疗的最大区别在于继发性痛风需解除引起高尿酸血症的病因。若由化疗、利尿剂等药物引起，需停用药物或更换药物；若由肾病引起，需加强肾病治疗或改善肾病症状。

47　痛风肾病如何治疗

治疗痛风肾病除需积极控制血尿酸水平外，碱化尿液、多饮多尿，也十分重要。痛风肾病患者在选择利尿剂时应避免使用影响尿酸排泄的噻嗪类利尿剂、呋塞米、依他尼酸等，可选择螺内酯（安体舒通）等。碳酸酐酶抑制剂乙酰唑胺兼有利尿和碱化尿液作用，亦可选用。降压可用血管紧张素转化酶抑制剂，避免使用减少肾脏血流量的 β 受体阻滞剂和钙通道阻滞剂。其他治疗同各种原因引起的慢性肾损害。尿酸性尿路结石大部分可溶解、自行排出，体积大且固定者可采取体外碎石或手术治疗。对于急性痛风肾病，除使用别嘌醇积极降尿酸外，应按急性肾功能衰竭进行处理。对慢性肾功能不全者，必要时可做肾移植。

48　痛风合并糖尿病时应如何用药

当痛风合并糖尿病时，需要两者兼顾，进行综合治疗。糖皮质激素会明显升高血糖，所以，当痛风合并糖尿病时，应避免使用糖皮质激素。降糖药中磺脲类药物格列喹酮对尿酸影响不大；阿卡波糖对尿酸没有影响；胰岛素增敏剂既可以降糖，又可以降尿酸。胰岛素可以从多个层面影响血尿酸水平，不能简单地说使用胰岛素血尿酸一定升高或者降低，这与患者所用的胰岛素剂量以及患者自身的胰岛功能都存在密切的关系。目前对痛风合并糖尿病患者，尚无首选用药推荐。但是适合患者的药才是最好的药，真正有效的治疗方案，都是基于患者的实际情况而制订的。

49 痛风合并高血压时应如何用药

治疗高血压的药物中，几乎所有的利尿剂、大部分钙通道阻滞剂、β 受体阻滞剂、血管紧张素转化酶抑制剂、阿司匹林等，均可升高血尿酸水平。

（1）利尿剂。速效类利尿剂呋塞米、依他尼酸，中效类利尿剂双氯噻嗪、吲达帕胺，低效类利尿剂氨苯蝶啶等，均具有升高血尿酸，增加肾脏尿酸盐沉积，促进痛风肾病发生、发展等副作用。痛风合并高血压的患者，应尽量不用或严禁久用这些利尿剂。

（2）钙通道阻滞剂。不同的钙通道阻滞剂对尿酸的影响程度不同。硝苯地平、尼卡地平等长期服用可使血尿酸水平明显升高；尼群地平、尼索地平等对尿酸影响稍小；氨氯地平对尿酸几乎无影响。因此痛风合并高血压和心绞痛患者，应优先考虑选用氨氯地平。

（3）β 受体阻滞剂。这类药物中有些会阻碍尿酸排泄，可使血尿酸水平明显升高，如普萘洛尔、纳多洛尔等；有些药物对尿酸影响极小，如美托洛尔、倍他洛尔等，一般不会使血尿酸水平升高。

（4）血管紧张素转化酶抑制剂。多数学者认为这类药物能扩张外周血管和内脏血管，明显增加肾脏血流量，促进尿酸排泄，是治疗高血压合并高尿酸血症的良药。

（5）血管紧张素Ⅱ受体拮抗剂。这类药物不但具有良好的降压、防治心肌增厚、改善心力衰竭的作用，还有增加肾脏血流量，加速尿液、尿酸和尿钠排出的作用。其对于高血压合并痛风或兼有心力衰竭者，疗效尤佳，代表药有氯沙坦、缬沙坦等。但该类药物中替米沙坦有升高尿酸的不良反应，因此痛风和高尿酸血症患者最好不用。该类药物中，目前已经证实既具有降压效果又具有降尿酸作用的药物为氯沙坦。

50　痛风合并消化道出血如何用药

（1）首先若患者既往存在痛风病史，应加强护理。嘱患者在急性发作期卧床休息，暂禁食，保持大便通畅，避免便秘，尽早排除胃肠道积血，并做好患者思想工作，消除其紧张情绪。经治疗后一旦可以进食，应严格按照痛风急性发作期的饮食要求进食，补足液体，保持24 h尿量在2500 mL以上，避免因尿量减少引起的尿酸增高。

（2）对体温超过38.5 ℃者，行一般物理降温，间断应用柴胡注射液、阿尼利定注射液对症处理。

（3）若临床症状较轻，应首选双氯芬酸二乙胺乳胶剂等外用制剂缓解症状，予消炎散局部外敷、罗通定肌内注射，正清风痛宁肌内注射及碱化尿液等处理后症状明显缓解。

51 痛风合并肾结石如何选择降尿酸药物

临床上长期有高尿酸血症或痛风的患者，其体内尿酸盐结晶会沉积在近曲小管和集合管，导致近曲小管扩张和萎缩，形成肾结石，其形成与尿酸盐浓度及血尿酸水平有关。痛风患者中有 20% 左右的人体内可能形成尿酸性结石。一般来说尿酸性肾结石较小时呈沙砾状，可以通过尿液排出，人体也不会有感觉；但是尿酸性肾结石较大的，则有可能梗阻尿路，导致肾绞痛、血尿、肾盂积水等情况。痛风患者在选择降尿酸药物之前，需常规做泌尿系统超声检查，若已出现泌尿系结石或尿酸盐结晶，不建议使用促进尿酸排泄药物（如苯溴马隆）。

52 痛风合并肾功能损害应如何用药

慢性肾病患者因肾功能下降及不良生活习惯的影响，常合并高尿酸血症，可加重肾病的程度和导致心脑血管并发症的发生。越来越多的研究表明，降低尿酸有助于保护和改善肾功能。对伴有痛风的慢性肾病患者，建议在检测估算肾小球滤过率、尿蛋白水平的同时，至少每 3 ~ 6 个月检测 1 次血尿酸水平。对合并严重痛风（痛风石、慢性关节病变、痛风反复发作 >2 次/年）的慢性肾病患者，建议控制血尿酸水平 <300 μmol/L。

53　痛风合并肝功能损害应如何用药

对既往有肝炎、肝硬化等肝病史的痛风患者，在使用秋水仙碱、非甾体抗炎药以及糖皮质激素对急性痛风消炎镇痛时，应该尽量少用或减量，避免引起肝功能恶化和病情加重；如无肝损伤问题，在用药后出现肝功能异常、转氨酶升高、碱性磷酸酶升高、γ-谷氨酰转肽酶升高等表现应立即停药。对相关药物引起的肝损伤应该早诊断、早停药、早治疗，以改善预后。

54　痛风患者应何时开始降尿酸治疗

目前国内外不同指南对痛风降尿酸治疗的起始时间各有侧重，一般推荐：当痛风性关节炎发作 ≥ 2 次；或痛风性关节炎发作 1 次且同时合并下述任何一项，即年龄 >40 岁、血尿酸水平 >480 μmol/L、有痛风石或关节腔尿酸盐沉积证据、尿酸性肾结石或肾功能损害（估算肾小球滤过率 <90 mL/min）、高血压、糖耐量异常或糖尿病、血脂紊乱、肥胖、冠心病、脑卒中、心功能不全时，应立即开始药物降尿酸治疗。

55　血尿酸水平是否越低越好

血尿酸水平高了有危险，那是不是越低越好呢？当然不是！我们应该将血尿酸控制在相对稳定的水平，无痛风的慢性肾病患者血尿酸水平应<420μmol/L；痛风患者血应<360μmol/L；严重痛风患者，比如有多处痛风石、慢性关节病变、每年痛风发作大于2次，或痛风反复发作者应<300μmol/L。不建议长期服用药物使血尿酸水平<180μmol/L。人体中正常浓度的尿酸有其重要的生理功能，并非血尿酸水平越低越好。血尿酸水平过低可能增加患阿尔茨海默病、帕金森病等神经退行性疾病的风险。因此，建议降尿酸治疗时血尿酸水平不低于180μmol/L。

56 痛风患者降尿酸是否越快越好

临床上，痛风发作的主要原因通常不是血尿酸水平高，而是血尿酸水平的剧烈波动。血尿酸水平快速降低会导致已经沉积在关节及其周围组织的不溶性尿酸盐结晶脱落，引发急性痛风性关节炎。所有降尿酸药物均应从低剂量开始使用，逐渐加量，直到血尿酸水平降至目标范围。尿酸不是降得越快越好，要尽量做到平稳降低，所以定期复查尿酸很重要。

57 痛风患者在降尿酸过程中为什么痛风会加重

痛风患者在降尿酸的过程中，吃了降尿酸药后反而痛风发作加重，此时很多患者会认为是降尿酸药"惹的祸"，便"气愤"地将降尿酸药给停了，其实这是完全错误的，其后果是痛风继续长期发作而无法治愈。在降尿酸治疗过程中，若痛风复发或加重，这是降尿酸药有效的反应。痛风患者使用降尿酸药之后尿酸降得很快，体内的尿酸盐结晶会溶解成尿酸盐颗粒，如同"雪人融化"。这时我们应该做的是联合使用秋水仙碱或抗炎止痛药物等预防痛风复发，缓解疼痛的同时平稳降低尿酸。如果能使血尿酸水平维持在 360 μmol/L 以下（存在明显痛风石的患者建议血尿酸水平维持在 300 μmol/L 以下），体内沉积的痛风石就能逐步溶解消失，痛风就不再发作了，从而达到治愈的目的。

58　痛风患者血尿酸水平正常后为什么还会发作

（1）痛风发作期血尿酸水平不一定都升高，大约 1/3 的患者痛风发作期血尿酸水平是降低或正常的，因此查血尿酸时建议在缓解期检查，痛风发作期检测血尿酸值不准确。

（2）在服用降尿酸药的初期，痛风仍然会经常发作，这是正常的，因为体内尿酸盐的溶解需要一个过程。因此在服用降尿酸药的前 3～6 个月，如果疼痛反复发作，需要持续吃预防痛风发作的药，如秋水仙碱。

（3）痛风患者尿酸盐结晶的溶解需要一个过程，将血尿酸水平长期维持在 360 μmol/L 以下，3～6 个月后痛风就很少再发作。如果血尿酸水平一直维持在 360 μmol/L 以下超过 2～3 年，体内尿酸盐结晶大部分被清除，痛风就可以完全不再发作，但是否需要继续用药，要根据检查的结果及饮食情况判断。

综上，痛风患者服药前期，尤其是前 3～6 个月内，即使血尿酸水平完全正常，痛风仍然会发作，这是正常现象，不要认为吃降尿酸药没有效果，要继续维持降尿酸治疗，否则会前功尽弃。

59 痛风患者血尿酸水平正常后是否可以停用降尿酸药物

对痛风患者来说，降尿酸治疗是一个长程达标的过程，血尿酸降至正常后不能停药。一旦停用降尿酸药物，血尿酸会很快恢复至治疗前水平，不仅会再次引起痛风发作，且血尿酸长期达不到标准会使肾脏和心脑血管受累。因此，降尿酸治疗总原则是：最小剂量药物维持血尿酸水平持续达标。

60 痛风患者在降尿酸过程中如何换药、停药

痛风患者在降尿酸过程中不能轻易换药、停药，要避免使用影响尿酸排泄的药物，一切遵医嘱，听从医生的指导。降尿酸的药物没有依赖性和成瘾性，不会因为停用而使身体不适应，但如果是因为使用药物才使尿酸正常的患者，停药后可能会出现血尿酸水平上升。痛风患者规律用药的同时，要注意定期复查血尿酸，到风湿免疫科专科门诊随诊。

61　痛风伴有痛风石形成的能不能手术治疗

痛风患者生活中要注意自我检查，如平时用手触摸耳郭及手足关节是否产生痛风石。痛风伴有痛风石形成的一般不建议手术治疗，因为伤口很难愈合（一般需要 3 ~ 6 个月）。

62　怎样的痛风石可手术治疗

痛风患者出现下列情形时，应争取早期手术干预：①巨大痛风石破溃开放，并排出乳糜状物质，为防止继发感染时；②经内科保守治疗、服用抗痛风药后痛风石未能消失，并影响手指屈伸功能或影响行走时；③肌腱内有痛风石，并有明显的疼痛症状及功能障碍时；④有神经压迫，且症状明显时；⑤当痛风石病灶破坏骨质致局部骨折时；⑥痛风进展破坏关节致关节僵直、畸形时。

63　行痛风石术前患者应注意什么

痛风患者在行痛风石术前应积极控制关节急性炎症和血尿酸，这样可减轻创面渗出、水肿，抑制白细胞趋化所引起的吞噬反应，不仅能减少术后痛风发作概率，而且在血尿酸得到有效控制后，尿酸盐结晶溶解，痛风石与关节面、肌腱附着力降低，更有利于手术清除。对于长期应用糖皮质激素者，需要评估肾上腺皮质功能。如存在肾上腺皮质功能减退，则需要行糖皮质激素替代疗法，必要时激素剂量可翻倍或增加到相当于泼尼松 15 mg/d 治疗 1～3 d 的量，从而避免手术应激导致痛风性关节炎急性发作及肾上腺危象。并建议患者低盐、低脂、低蛋白饮食，勿食海鲜、动物内脏，戒烟酒等，多饮水，保持心情舒畅。

64 手术切除痛风石的目的是什么

手术切除痛风石可达到以下目的：

（1）手术切除进行性增大的痛风石，可防止其对骨关节和软组织的进一步破坏。

（2）切开张力大的痛风石，可避免皮肤坏死。

（3）切除手足部痛风石可矫正畸形、改善功能和外观。

（4）切除痛风石还可以减轻其对神经的压迫。

（5）痛风石切除后可降低体内尿酸总量，以免高尿酸进一步加重器官、脏器损害，并保护残存的肾功能。

65 痛风石围手术期如何管理

国内学者认为，在痛风石围手术期，不论是否存在肾上腺皮质功能减退，合理应用糖皮质激素可有效抑制痛风急性发作，缓解发热等全身症状及胃肠道反应，且能促进手术切口的愈合。手术时应充分清理坏死组织，彻底冲洗创面，术后勤换药。对于创面不可直接缝合者，可进行皮瓣修复。对于合并糖尿病、高血压等疾病的患者，应积极稳定血糖、血压；对于继发感染者则需积极抗感染治疗。

66　痛风伴有痛风石破溃的应该如何处理

痛风伴有痛风石破溃的应该根据伤口破溃情况采取不同的处理方式：

（1）轻度创面处理。轻度创面一般在破溃初期产生，伤口浅，面积小，分泌物无明显异味。可用碘伏溶液冲洗、消毒创面 → 过氧化氢清洗创面 → 生理盐水彻底冲洗干净，尽可能清除黄色坏死组织和尿酸结石。

伤口如有残留尿酸盐结晶可用 5% 碳酸氢钠溶液浸泡，利于痛风石溶解。

伤口如有轻度感染可用 1:5000 高锰酸钾液局部浸泡，2次/d，20 ~ 30 min/次，水温 30℃左右，充分清除脓性分泌物。

（2）中度创面处理。中度创面往往破溃较深，但无骨组织破坏和脓肿，常伴发蜂窝织炎，创面伤口深度往往超过0.5 cm，可见窦道，分泌物量多。应特别注意用无菌棉球蘸取适量生理盐水擦洗溃疡创面，并对痂皮以下坏死组织进行清洗。必要时修剪清创，适当挤压创面，排出窦道中的痛风石及坏死组织，并用生理盐水适当冲洗窦道后填塞引流条、银离子纱条以促进分泌物排出。

对于空腔较大、分泌物量多的创面，可使用吸附能力更强的海藻酸钙敷料填塞或覆盖，以防止感染性分泌物向伤口周围健康组织扩散。

（3）重度创面处理。重度创面即深度溃疡、深度脓肿或出现骨组织破坏。患者感染症状明显，分泌物量多且夹杂死骨，需要加强抗感染和清创治疗。

在采取中度创面应对措施后，1周内情况仍持续恶化者，请普外科评估手术指征。必要时采取手术清创、负压引流。

对于关节区的病灶，常用关节针刀镜进行镜下关节腔灌洗，可冲洗出大量痛风石及坏死组织。

若部分患者表面伤口面积较大，难以愈合，可在换药后局部喷涂表皮生长因子以促进伤口生长。注意伤口避水，日常清洗用生理盐水或酒精处理。

67 痛风石破溃伴局部感染时应该如何处理

痛风石破溃伴局部感染时应采取以下措施：①对症治疗，加强局部伤口换药，行分泌物培养，及时应用抗生素治疗以抗感染；②减少局部伤口处摩擦等诱因；③对因治疗，积极治疗高尿酸血症及痛风急性发作。

68 老年患者慢性痛风治疗过程中应注意哪些事项

老年患者慢性痛风治疗过程中，在降尿酸治疗初期须预防痛风急性发作，可口服小剂量秋水仙碱或非甾体抗炎药，使用时要关注胃肠道、心血管、肾脏等处的不良反应，有禁忌证或药物无效的患者建议使用小剂量泼尼松，全身治疗效果不佳者，可考虑向关节腔内注射短效糖皮质激素（限于仅累及 1 ～ 2 个大关节者），避免短期内重复使用；无痛风发作病史的高尿酸血症患者在接受降尿酸治疗时不推荐使用预防痛风急性发作药物，但应告知有诱发痛风急性发作的风险。

69 痛风患者治疗过程中需不需要使用抗生素

抗生素不等于抗炎药！抗生素是抗菌药，不是抗炎药！痛风的起病与细菌感染无关，是尿酸盐结晶所致的炎症发作。因此，在降尿酸治疗过程中使用抗生素是无效的，属于滥用抗生素！但临床上，痛风患者合并有痛风石破溃伴局部感染时，除应加强局部伤口换药，行分泌物培养，还需要及时应用抗生素以抗感染。

70 无症状高尿酸血症是否需要药物降尿酸治疗

目前无痛风发作的高尿酸血症一般不首先推荐药物降尿酸治疗，应先进行非药物干预。美国风湿病学会 2020 年提出的指南建议：针对无症状高尿酸血症患者，无论血尿酸水平多高，也不管是否合并心血管疾病、慢性肾病、肾结石等，均不推荐使用降尿酸药物进行降尿酸治疗。而国内许多专家认为，高尿酸血症患者需要综合和长期的全程管理，按照血尿酸水平及合并的临床症状（体征），决定药物起始治疗时机，并制定相应的治疗目标，进行分层管理。

71 高尿酸血症是否都需要药物降尿酸治疗

（1）如果血尿酸水平大于 480 μmol/L，并且已经引起痛风（尤其是频发，伴痛风石）、尿酸结石、痛风肾病，那就需要药物降尿酸治疗，至少降到 360 μmol/L 以下。

（2）如果血尿酸水平大于 420 μmol/L，小于 480 μmol/L，又没有痛风、尿酸结石、痛风肾病，一般不需要药物降尿酸治疗。

（3）如果血尿酸水平持续大于 480 μmol/L，第一件事是要进行病因评估，争取把病因搞清楚，再进行治疗。

（4）如果血尿酸水平大于 480 μmol/L，又没有特别的病因，那得看有没有以下并发症：高血压、高血脂、糖尿病、腹型肥胖、慢性肾病、脑卒中、冠心病等。只要有一个以上的并发症就要药物降尿酸治疗，降到 360 μmol/L 以下。没有并发症的，也不需要降尿酸治疗。

72 口服适量的维生素 C 可降尿酸吗

国内外研究均已证明，一日口服维生素 C 500 ~ 1500 mg，具有一定的促尿酸排泄作用。国内研究认为一日口服维生素 C 500 mg 为促尿酸排泄最佳给药剂量，且不良反应小。

73　哪些高尿酸血症需要药物干预治疗

高尿酸血症在下述情况下可酌情考虑使用降尿酸药物：①经过非药物干预，血尿酸仍长期处于中高水平；②有心血管病危险因素或并发症出现，如高血压、糖尿病、高脂血症、脑卒中、腹型肥胖、慢性肾病、冠心病等。

74　什么是高尿酸血症和痛风患者的非药物治疗

（1）调整饮食结构。①树立正确的饮食观念，目前强调每日饮食嘌呤含量控制在 200 mg 以下；②饮食建议需明确告知患者避免、限制和鼓励的食物种类；③建议每日饮水量维持在 2000 mL 以上，应避免饮用含果糖或含糖软饮料、果汁和浓汤，可以饮用白开水、茶或不加糖的咖啡；④强调饮食控制需要个体化。

（2）严格控酒。痛风急性发作期和慢性痛风性关节炎患者应避免饮酒。患者痛风间歇期血尿酸水平达标后仍应控制酒精的摄入：男性不宜超过 2 个酒精单位 /d，女性不宜超过 1 个酒精单位 /d（1 个酒精单位 ≈ 14 g 纯酒精）。

（3）体重管理。适当减重可降低血尿酸水平，并减少痛风发作。

（4）运动锻炼。建议规律锻炼，从低强度开始，逐步过渡至中等强度。避免剧烈运动，运动期间或运动后应适量饮水，以促进尿酸排泄。痛风急性期则以休息为主，中断锻炼，有利于炎症消退。

（5）适当饮水。建议每日饮水总量 2 ~ 3 L（无心肾疾病患者），饮用水尽量选用弱碱性、小分子水。有研究发现，柠檬水（如 1 ~ 2 个鲜柠檬切片加入 2 ~ 3 L 的水中）有助于降尿酸。

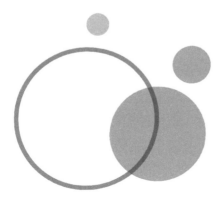

第七章　痛风患者的饮食管理

01 痛风是怎么吃出来的

痛风有很大程度是吃出来的，是因患者食用过多高嘌呤和中等嘌呤食物引起的。

（1）高嘌呤饮食：动物内脏、浓肉汤、鱼皮、鱼子、鱼干、沙丁鱼、凤尾鱼、秋刀鱼、带鱼、贝壳类、虾类、海鲜火锅、淡菜、牡蛎、豆苗、豆芽、香菇、猴头菇、黑木耳等。痛风和高尿酸血症患者应避免。

（2）中等嘌呤饮食：猪肉、羊肉、牛肉、鹿肉、鸡肉、鸭肉、鹅肉、鹌鹑肉、鸽子肉；鲫鱼、鲈鱼、草鱼、鲤鱼、鳝鱼、鳕鱼、梭鱼、鳗鱼；黄豆、绿豆、黑豆、红豆；花生、腰果、海带、银耳等。痛风和高尿酸血症患者可少量吃，发作时尽量不吃。

02 痛风患者的饮食原则是什么

痛风患者的饮食原则为"三低一高"饮食，即：①无嘌呤或低嘌呤饮食（每日摄入的嘌呤量 <150 mg）；②低能量饮食（1500 ~ 1800 kcal/d，1 kcal ≈ 4.186 kJ）；③低脂、低盐饮食（脂肪 <50 g/d、食盐 <5 g/d）；④摄入水量高（摄入水量 >2000 mL/d）。

03　痛风患者的饮食治疗包括哪些方面

（1）控制总热量，选择低嘌呤食物，减少摄入嘌呤、脂肪、胆固醇、糖等含量过高的食物；多饮水（苏打水）；烹调时尽量不用油炸、油煎、油爆的方法，多用蒸、煮、炖等用油少的烹调方法，以植物油为主。

（2）不宜食用使神经兴奋的食物，如浓茶、咖啡以及辛辣调味品；避免食用动物内脏、鱼虾类、菠菜、蘑菇、黄豆、扁豆、豌豆、浓汤等高嘌呤食物；食物应合理搭配，合理烹调；严禁饮酒。

04　痛风患者可吃的低嘌呤食物有哪些

痛风患者可食嘌呤含量较少的食物（每 100 g 食物含嘌呤小于 50 mg）。①谷薯类：大米、小米、糯米、大麦、小麦、荞麦、甘薯、马铃薯、芋头等。②蔬菜类：白菜、卷心菜、芥菜、芹菜、青菜叶、空心菜、芥蓝、茼蒿、韭菜、黄瓜、苦瓜、冬瓜、南瓜、丝瓜、西葫芦、菜花、茄子、青椒、萝卜、胡萝卜、洋葱、番茄、莴苣、葱、姜、蒜、荸荠等。③水果类：橙、橘、苹果、梨、桃、西瓜、哈密瓜、香蕉等。④蛋乳类：鸡蛋、鸭蛋、皮蛋、牛奶、奶粉、炼乳等。⑤坚果及其他：猪血、猪皮、海参、海蜇皮、海藻、红枣、葡萄干、木耳、蜂蜜、瓜子、杏仁、栗子、莲子、花生、核桃仁、花生酱、枸杞、油脂（限量食用）、糖、糖浆等。

05 痛风患者宜限量食用的中等嘌呤食物有哪些

痛风患者宜限量食用嘌呤含量中等的食物（每100 g 食物含嘌呤 50 ~ 150 mg）。①肉类：猪肉、牛肉、羊肉、鸡肉、兔肉、鸭肉、鹅肉、鸽肉、火鸡肉等。②鱼虾类：鳝鱼、鳗鱼、鲤鱼、草鱼、鳕鱼、鲑鱼、黑鲳鱼、大比目鱼、梭鱼、鱼丸、虾、乌贼、螃蟹等。③蔬菜类：芦笋、四季豆、海带等。④谷薯类：米糠、麦麸、麦胚、粗粮、绿豆、红豆、花豆、黑豆等。

06 痛风患者禁食的高嘌呤食物有哪些

痛风患者应禁食嘌呤含量高的食物（每100 g 食物含嘌呤大于 150 mg）。①所有动物内脏（如肝、肾、肠、脑等）、浓肉汤、酵母粉。②鱼贝类：白带鱼、白鲇鱼、沙丁鱼、凤尾鱼、鲢鱼、鲱鱼、鲭鱼、小鱼干、牡蛎、蛤蜊等。③蔬菜：紫菜、香菇、野生蘑菇等。

07 痛风急性发作期如何选择食物

痛风患者在痛风急性发作期，嘌呤的摄入量应控制在每日150 mg 以内（正常嘌呤摄取量为每天 600 ~ 1000 mg），蛋白质的摄入量应控制在每日 50 ～ 70 g。避免食用含嘌呤高的内脏、鲭鱼、沙丁鱼、小虾、肉汤、扁豆、黄豆以及菌藻类。可选用下列含嘌呤很低的食物：牛奶及其制品、鸡蛋（特别是蛋白）、蔬菜、水果等。

08 痛风急性发作期患者食谱有哪些

早餐：牛奶 200 mL，小面包 1 个（面粉 50 g）。午餐：西红柿炒鸡蛋（西红柿 200 g，鸡蛋 1 个），拌黄瓜（黄瓜 200 g），米饭（大米 100 g）。加餐：苹果 1 个。晚餐：烧鳝鱼（鳝鱼 100 g），奶汁大白菜（牛奶 100 g，大白菜 200 g），素炒豆芽（豆芽 100 g）。全天烹调用油 15 ～ 20 g。

09 痛风发作间歇期如何选择食物

痛风患者在痛风发作间歇期的膳食要求是平衡膳食，维持理想体重。蛋白质每日以不超过 80 g 为宜。禁食含嘌呤高的食物。有限量地食用含嘌呤中等的食物，其中肉类每日宜 60 ～ 90 g，建议将肉类煮熟弃汤后食用。扁豆、黄豆以及菌藻类可少量选用。

10 痛风患者怎样限制每日摄入的总热量

痛风患者应控制每日总热量的摄入，少吃碳水化合物。此外，还要少吃蔗糖、蜂蜜，因为它们果糖含量很高，会加速尿酸生成。蔬菜中的嫩扁豆、青蚕豆、鲜豌豆嘌呤含量高，也要限制食用。

 11 肥胖的痛风患者怎样限制能量摄入

肥胖的痛风患者的饮食习惯一般为高脂饮食，这可增加新陈代谢中核酸的总量，通过嘌呤的代谢，从而导致尿酸的合成增加，而内脏脂肪蓄积也会使尿酸增加。研究显示，肥胖痛风患者的血尿酸水平较非肥胖痛风患者的血尿酸水平高，且在发病年龄上，肥胖痛风患者首次发病年龄比非肥胖痛风患者早约5岁。因此，痛风患者应控制体重，限制摄入食物的总热量，一般应控制在 20 ~ 25 kcal /（kg · d）。肥胖者减少能量摄入应循序渐进，防止痛风急性发作；脂肪和糖类食物应加以限制，做到平衡膳食，合理搭配，防止营养过剩；保持每餐八分饱，忌夜宵。

12 痛风合并高血压患者该如何选择食物

因为盐的摄入量与高血压发病相关，所以痛风合并高血压患者除了要限制高嘌呤饮食外，还要限制盐的摄入。世界卫生组织推荐每人每日食盐摄入量 <5 g。此外酱油、蚝油等调味品中所含的食盐量也不能忽略，咸鸭蛋、咸菜这类小食品里面的食盐含量也是相当高的，都应减少食用。患者还应适当补充富含钾和膳食纤维的食物可以降低钠盐吸收，抑制血压升高；增加不饱和脂肪酸（如大豆油、橄榄油、茶油等植物油以及鱼油）和减少饱和脂肪酸（如猪油、黄油等）的摄入；保证蛋白质的摄入；改变进餐顺序，先吃蔬菜，再吃肉类，最后吃主食。

13 痛风患者伴有冠心病该如何选择食物

痛风患者伴有冠心病建议低脂、低盐饮食，蔬菜每天不少于 500 g，每天摄入至少 250 g 的新鲜水果，强调果汁不能代替新鲜水果。适量摄入大豆、坚果类，但是每天不超过 50 g，每天饮用 300 g 鲜奶或相当量的奶制品（奶粉 30 ~ 36 g）。

14 痛风患者伴有糖尿病该如何选择食物

痛风患者伴有糖尿病应少食多餐，晚餐适当少吃。除了低嘌呤饮食外，建议低糖饮食（如食用大麦、小麦、黑米等主食，以及蔬菜、奶制品等），多吃富含膳食纤维的食物（如全麦食品、蔬菜、豆类等），减少脂肪的摄入，保证每天碳水化合物摄入占比 50% ~ 60%。

15　痛风患者伴有高脂血症该如何选择食物

（1）除限制高胆固醇和高嘌呤食物外，还需要将每天糖的摄入量控制在 10 g 以内，将每天盐的摄入量控制在 5 g 以内。

（2）平时适当吃富含膳食纤维的食物，如粗粮、杂粮、蔬菜、水果等。每天摄入不少于 400 g 的新鲜蔬菜和不少于 150 g 的新鲜水果，每天谷类食物的摄入量控制在 400 g 左右，每天饮水量不少于 2000 mL。

（3）戒除烟酒，不暴饮暴食。食用油以富含不饱和脂肪酸的植物油为主，如豆油、花生油、橄榄油等，蛋类每天不超过 1 个。

16　痛风患者伴有肾功能异常该如何选择食物

痛风患者伴有肾功能异常应限制高嘌呤饮食，选择优质低蛋白饮食，每日蛋白质摄入量不超过总热量的 15%，但不推荐每日蛋白质摄入量低于 0.8 g/kg 体重。

17 痛风患者伴有胃出血该如何选择食物

痛风患者伴有胃出血时除了限制高嘌呤饮食，还要防止出血再次发生。在经过药物内镜或者外科手术治疗，胃出血停止后，恢复期是可以逐渐进食的。刚开始应该吃流质、半流质食物，逐渐过渡到正常的饮食，这个时候建议吃一些好消化的食物，比如红枣粥、山药粥、猪肝粥等，也可以适量吃点有营养的药膳。禁食一些辛辣、生冷、有刺激性的、蛋白质含量高的食物。对过烫、过于坚硬、过于油腻、不容易消化吸收的食物也不宜食用，这样可避免出血再次发生。另外还应戒烟、戒酒。

18 痛风患者伴有胃溃疡、胃炎该如何选择食物

痛风患者伴有胃溃疡、胃炎时除了限制高嘌呤饮食，还要均衡饮食。①少量多餐，每天定时定量 5 ～ 7 餐，每餐不宜太多。②避免刺激性食物。首先是机械性刺激食物（膳食纤维含量高或质地粗糙的食物），如粗粮、韭菜、竹笋、腊肉等；其次是化学性刺激食物，如咖啡、浓茶、酒、浓肉汤、辣椒等。另外要小心容易产酸的食物，比如红薯、甜点、糖醋食品，以及小心容易产气的食物，如葱、蒜、萝卜、洋葱。避免一次进食大量的冷饮。③选择细软容易消化的食物。④牛奶、鸡蛋、鱼肉、瘦肉等应保证，以提供充足的蛋白质。

19　痛风患者伴有骨质疏松该如何选择食物

痛风患者伴有骨质疏松时既要避免高嘌呤食物的摄入，也要"补钙"。牛奶中含有丰富的钙，且吸收率很高，还含有多种氨基酸、矿物质及维生素，可促进钙的吸收。所以，牛奶已成为人们日常补钙的最佳钙来源。蛋黄中含钙量很高，且吸收率较好，每天吃一个蛋黄对预防骨质疏松有益。虾皮的含钙量特别高，在熬汤时放些虾皮有利于骨质疏松的预防。大豆和豆制品的钙含量也较高，大豆中还含有大豆异黄酮，绝经期妇女可经常吃些豆类或豆制品，能够促进骨基质的产生，对预防妇女绝经后的骨质疏松益处较大。小白菜、油菜、芹菜、洋葱等多种蔬菜也含钙。此外，新鲜水果中含有丰富的维生素，特别是维生素 C，可以促进钙的溶解与吸收，有利于人体对钙离子的吸收和利用。但是要注意摄入食物要适量，不可过多食用。

20　痛风患者在日常生活中不应该吃哪些食物

（1）动物内脏和海鲜：每 100 g 动物内脏和部分海鲜类食品含有 150～1 000 mg 的嘌呤，是所有食品中含嘌呤量较高的食物。

（2）富含草酸的蔬菜：蔬菜同样含有大量的嘌呤以及草酸等物质，因此并不是说所有的蔬菜都适合痛风患者食用，比如小萝卜、莴苣、紫菜、花椰菜等。

（3）豆制品：由于豆制品嘌呤含量较高，所以，嘌呤代谢失常的痛风患者以及血尿酸水平增高的患者不宜多吃豆制品，以免诱发或加重病情。

（4）少吃辣椒等调料：辣椒、咖喱、胡椒、花椒、芥末、生姜等调料均能兴奋自主神经，诱使痛风发作，应尽量少吃。

（5）控制每天总热量的摄入：控制每天总热量的摄入，少吃碳水化合物。此外，还要少吃蔗糖、蜂蜜，因为它们含果糖很高，会加速尿酸生成。

（6）限制蛋白质的摄入：多选用牛奶、奶酪、脱脂奶粉和蛋类，它们所含嘌呤少；但不要喝酸奶，因为它含乳酸较多，对痛风患者不利。

（7）避免饮酒：酒精具有抑制尿酸排泄的作用，长期少量饮酒还可刺激嘌呤合成增加，尤其是喝酒时再吃肉禽类食品，会使嘌呤的摄入量加倍。痛风患者一定要戒酒。

（8）忌食火锅：这是因为火锅原料主要是动物内脏、虾、贝类、海鲜等。

（9）浓茶水、咖啡：浓茶水、咖啡等饮料本身不会增加嘌呤的含量，但它们有兴奋自主神经的作用，也可能诱发痛风急性发作，痛风患者应尽量避免饮用。

21 痛风患者摄入三大营养素的比例如何

在限制总热量前提下，痛风患者三大营养素的摄入原则是：高碳水化合物、中等量蛋白质和低脂肪。①高碳水化合物：米面、蔬菜和水果，应占总热量的55% ~ 60%。这也符合中国人的饮食习惯，如此可以减少脂肪分解产生酮体，有利于尿酸盐排泄。但应尽量少食蔗糖或甜菜。②中等量蛋白质：蛋白质应占总热量的 11% ~ 15%，通常每日为 0.8 ~ 1.0 g/kg 体重。③低脂肪：总热量的其余部分以脂肪补充，通常为 40 ~ 50 g/d。由于脂肪氧化产生的热量约为碳水化合物或蛋白质的 2 倍，为降低患者体重，低脂肪饮食更健康。

22 痛风患者应选用什么样的蛋白质

（1）选择牛奶来补充蛋白质。牛奶中几乎不含嘌呤，尿酸水平高的患者可以放心食用。

（2）蛋类也是补充蛋白质不错的选择。蛋类中的嘌呤含量很少，不会增加血液中尿酸的含量。

（3）高尿酸人群谨慎食用蛋白粉。蛋白粉也分植物性蛋白粉和动物性蛋白粉，一般动物性蛋白粉是从肉、蛋、奶中提取的，植物性蛋白粉是从大豆中提取的，但这两类蛋白粉的嘌呤含量都比较高，所以高尿酸人群不可以选择。

23 痛风患者应补充什么样的维生素

痛风患者应增加维生素 B_1、维生素 C 及水的供给：维生素 B_1 和维生素 C 能促使组织内淤积的尿酸盐溶解；水既可以溶解尿酸盐，又可促使其排泄。

24　高果糖为何是痛风患者的"隐形杀手"

果糖进入人体内后，会转化成合成嘌呤的底物，使得核酸的分解代谢增多，促进嘌呤的合成，从而使得尿酸生成增多。同时，果糖在肝脏的磷酸化过程，也是磷酸根消耗的过程。磷酸根的消耗限制了二磷酸腺苷再生为三磷酸腺苷，使得尿酸生成的底物增加。另外，果糖诱发人体内代谢异常也是引起高尿酸血症的一个因素，大量摄入果糖或蔗糖可刺激长链脂肪酸合成，导致高三酰甘油血症，引起机体对胰岛素抵抗。

25　痛风患者如何控制果糖的摄入

在日常的生活中，要尽量避免果糖含量高的食物，如果汁、高糖饮料、碳酸饮料等，尤其是血尿酸水平高的人群和痛风患者。很多食物在加工过程中需要加入果糖（如碳酸饮料、烘烤的食物、果酱、罐装食物等），因此，要尽量减少加工食物的摄入，尤其是避免含糖饮料的摄入。在含糖饮料消费量激增的当今，可乐、雪碧、果汁等瓶装含糖饮料充斥了年轻人的生活，成为近年来痛风越来越年轻化的罪魁祸首。应该注意的是，含糖软饮料的过量摄入不仅与诱发痛风有关，也与高血压、高脂血症、糖尿病等代谢疾病的发生、发展息息相关。

26　痛风患者为什么要忌过度饥饿

　　有研究资料表明，人体每日尿酸来源中食物只占 1/6 至 1/3，其余多为体内代谢产生。饮食控制太严格，维生素和必需的营养物质就不足，导致体内组织分解，内源性尿酸大量产生，反使血尿酸水平升高而加重痛风。有人听到尿酸过高就过分强调限制饮食，不但失去了生活的乐趣，而且也是错误的。饥饿会导致乳酸、自由脂肪酸等有机酸产生过多，使尿液呈酸性，从而造成尿酸溶解度下降，也会对肾小管分泌尿酸起竞争性抑制作用，从而让尿酸排泄减少。这样就很容易出现血尿酸水平明显升高，造成痛风急性发作。

27　痛风患者在食品的烹调方法上应注意什么

　　合理的烹调方法，可以适当除去食品中含有的嘌呤，如将肉煮后弃汤再行烹调。此外，辣椒、咖喱、胡椒、花椒、芥末、生姜等调料均能兴奋自主神经，诱使痛风急性发作，应尽量避免使用。

28　痛风患者烹调食物小窍门有哪些

　　烹调鱼肉时，先加水小煮，倒去汤汁后再加入调料烧煮，这样可以去除约 50% 的嘌呤。

29 痛风患者能不能吃水果

水果中虽然含有果糖，但是原则上不建议痛风患者禁食水果，因为水果中含有人体每日所需的维生素、膳食纤维等营养素，是人们日常饮食中重要的组成部分。痛风患者在食用水果时应尽量选择果糖和蔗糖含量较低的品种，如樱桃、橘子、猕猴桃、柚子、草莓和菠萝等。另外，水果要直接食用，不要榨成果汁饮用，因为果汁的制作过程会让水果损失部分营养素，如膳食纤维、维生素 C 等，而使果糖含量升高。

30 痛风患者能不能吃海鲜

不同品种的海鲜的嘌呤含量也不同，痛风患者应当限制摄入富含嘌呤的海鲜，可选择性地适量食用嘌呤含量中等或较低的海鲜，如安康鱼、牡丹虾、红帝王蟹、海参、鱿鱼等。

31 痛风患者所有肉类均不能吃吗

肉类分为红肉（如猪肉、牛肉和羊肉）和白肉（如鸡肉、鸭肉和鹅肉）。过量摄入红肉会升高血尿酸，且增加患者合并心血管疾病的风险，而白肉升高血尿酸水平不明显，因此建议痛风患者减少红肉摄入，可适当摄入白肉。

32　痛风患者可不可以吃鸡蛋

未合并其他疾病的痛风患者可以吃鸡蛋，鸡蛋主要含蛋白质、维生素 A、维生素 D、B 族维生素，以及钙、铁、磷等元素。鸡蛋基本不含嘌呤，所以患者可以食用。但如果痛风患者有高脂血症，建议每天只吃一个鸡蛋，不要过多食用鸡蛋，因为过多食用鸡蛋黄容易导致血脂升高。

33　痛风患者能不能吃豆制品、菌类

大家都知道，嘌呤摄入过多容易引起尿酸升高，那么痛风患者能不能吃豆制品、菌类这些高嘌呤食物呢？实际上，人从食物中摄取的嘌呤只占体内嘌呤总量的 1/6 至 1/3，所以健康人群只要不长期食用高嘌呤食物，就不会有太大问题。嘌呤含量最高的食物主要是肉类和海鲜，并且烹饪时间越长，嘌呤析出越多。痛风患者平时必须限制食用肉类和海鲜。因植物性嘌呤吸收率较低，痛风患者可以少量食用豆制品和菌类，但痛风急性发作期最好不要食用。

34 痛风患者能不能吃高糖、高脂饮食

痛风患者（即使没有合并糖尿病）也需要避免高糖饮食，流行病学调查发现，高尿酸血症发病率的长期增长趋势与含糖饮料消耗量的大量增加相吻合，而果糖是一种明确已知的可以增加尿酸的碳水化合物。对含糖软饮料及果糖摄入量与痛风关联性的研究结果显示，含糖软饮料及果糖均会明显增加痛风发生风险。另外，建议痛风患者少食高脂肪类的食物。一些食物本身脂肪含量就高，再经过熏、烤、煎、炸后脂肪及胆固醇含量会更高，痛风患者食用这类食物是极其不利的，只会加重身体负担，所以不建议食用。

35 痛风患者能不能吃火锅

一般不建议痛风患者吃火锅。火锅主要是由各种浓肉汤及海鲜汤制作而成，这些原料都属于嘌呤含量高的食物，食用后会导致机体内血尿酸水平升高，不利于疾病的恢复。

36 痛风患者能不能饮酒

痛风患者不能饮酒，饮酒只会使痛风加重。饮酒是痛风发作的主要诱因之一。酒精的主要成分乙醇可使体内乳酸增加，

而乳酸可抑制肾小管对尿酸的排泄；乙醇还能促进嘌呤分解而直接使血尿酸水平升高。同时，酒类本身可提供嘌呤原料，如啤酒内就含有大量嘌呤成分。大量饮酒可致痛风急性发作，长期饮酒可诱发高尿酸血症，所以痛风患者最好戒酒。

37　痛风患者能不能吸烟

痛风患者不能吸烟，吸烟不仅会导致氧化应激和肺部炎症反应，使组织缺氧，影响肺功能，还会造成肾功能损害，影响尿酸的肾排泄。另外，吸烟累积量与胰岛素抵抗呈正相关，而胰岛素抵抗是高尿酸血症和痛风发生的重要机制之一。

38　痛风患者能不能喝咖啡

不建议痛风患者喝大量咖啡，因咖啡中含有大量的咖啡因，咖啡因中含有一定的嘌呤，会使血尿酸水平增高。患者在痛风急性发作时不能喝咖啡，否则不利于疾病的缓解。在痛风发作间歇期，血尿酸水平达到正常范围之内，可以偶尔喝少量咖啡，但要避免长期喝咖啡。建议痛风患者每天大量饮水，可以喝白开水、苏打水，但是避免喝咖啡、碳酸饮料，禁止饮酒，禁止食用中高嘌呤食物。注意锻炼身体、减轻体重。

39 痛风患者能不能喝可乐

痛风患者最好不要喝可乐，因为可乐是一种果糖含量非常高的碳酸饮料，而果糖在体内代谢后，就有可能使血尿酸水平升高，从而加重病情，或者造成关节炎症的反复发作。而且可乐几乎没有营养，往往只会增加血糖，对身体不利。

40 痛风患者能不能喝浓茶

痛风患者不能喝浓茶，因为茶叶中含有少量的嘌呤和"兴奋剂"咖啡因。喝浓茶易使患者自主神经兴奋，导致失眠、心悸和血压增高，从而诱使痛风急性发作。

41 痛风患者为什么要多吃蔬菜水果

痛风发作过的患者都知道，要挑选低嘌呤的食物吃，在嘌呤的排序表里，蔬菜水果是排在嘌呤最低的位置。蔬菜水果多属碱性食物，可增加体内碱储量，使体液的 pH 值升高，防止尿酸盐结晶，还能促进已经形成的尿酸盐结晶溶解。

42　痛风患者为什么要少吃盐

痛风是由单钠尿酸盐沉积所致疾病。痛风患者不能吃太咸的食物主要是因为钠离子升高会诱发痛风石的形成从而导致痛风急性发作。

43　什么是食疗

食疗又称食治，是在中医理论指导下利用食物的特性来调节机体功能，使身体保持健康或治疾防病的一种方法。

44　食疗对痛风患者的意义是什么

对痛风患者来说，食疗主要起到预防以及康复后保健的功效，并不能起到治疗作用，其意义是可提高痛风患者的康复概率。

45　痛风患者常见的食疗食物有哪些

痛风患者常见的食疗食物有雪梨、杏、参果、橙、草莓、火龙果、苹果、血橙、西瓜、柠檬、蓝莓、雪莲果、荸荠等。

46 痛风患者常见的食疗食谱有哪些

（1）白萝卜汤。做法是将白萝卜洗干净后，切成小块，然后锅底放入适量的油，油温烧至 6 成热加入白萝卜块，翻炒 1 min 左右加入适量清水，小火煮 30 min 即可。白萝卜凉爽甜美，是一种富含维生素的食物，嘌呤含量低。其中所含的挥发性物质可促进嘌呤和其他各种物质的代谢，减轻肝肾代谢的负担。

（2）清炒卷心菜。做法是将清洗好的卷心菜用手撕成小块，然后锅中加入适量的植物油，待油温升高后加入卷心菜翻炒，加入适量的盐出锅就可以了。卷心菜含有大量的维生素 C，且基本上不含嘌呤，具有促进体内尿酸排泄的功效。

（3）冬瓜玉米汤。做法是先把冬瓜和玉米切成小块，放入适量的水，先把玉米煮熟后再加入冬瓜熬至冬瓜熟透即可。冬瓜凉爽甜美，有利于排尿。玉米中含有的糖苷可以促进尿酸排泄，维持血管弹性，防止并发症。

（4）水果藕粉羹。做法是先取相同份数的香蕉、苹果和梨，分别洗净和去皮，将它们切成小块，放入适量的水煮沸，然后加入适量的藕粉，不断搅拌成汤羹。香蕉、苹果和梨都属于低嘌呤的水果，富含钾和维生素 C，可以促进尿酸盐在体内溶解。

（5）玉米南瓜糊。做法是取适量南瓜，洗净，切成薄片放入锅中，加水煮沸。加入适量的玉米粉，搅拌均匀，直至煮成糊状。南瓜和玉米都是低能量的食物，可促进尿酸在体内溶解。这种玉米南瓜糊也适用于肥胖的痛风患者。

（6）牛膝粥。配方：牛膝茎叶 20 g，粳米 100 g。制法：牛膝茎叶加水 200 mL，煎至 100 mL，去渣留汁，入粳米 100 g，再加水约 500 mL，煮成稀粥。功效：健脾、祛湿、止痛。用法：每日早晚温热顿服，10 天为 1 个疗程。

（7）葡萄粥。配方：鲜葡萄 30 g，粳米 50 g。制法：粳米加水如常法煮粥，粥半熟未稠时，把洗净的葡萄粒加入，再煮至粥稠即可。功效：补肝肾，益气血。用法：早晚分食。

（8）栗子粥。配方：栗子粉 30 g，糯米 50 g（小儿减半）。制法：栗子粉与糯米加水 400 mL，放砂锅内用文火煮成稠粥。功效：健脾胃，壮筋骨。用法：温热服食，早晚各 1 次。

47 痛风患者严格忌嘴就能和痛风说再见了吗

临床上，我们不太提倡患者过分忌嘴，过"苦行僧"的生活。实际上真正通过忌嘴能降的尿酸水平很有限。很多病友捧着食物嘌呤表，严格按照嘌呤含量来选择食物，结果的确降低了血尿酸水平，但研究证实血尿酸水平仅能下降 60 μmmol/L 左右。如果血尿酸水平很高，很难通过这种方式降到正常水平。当然，健康的饮食方式仍是降尿酸治疗的基础，只是并不需要那么严格地只选择低嘌呤食物。来自新加坡的食物与痛风研究证实：降低热量摄入，减少红肉和鱼类的摄入，多食用低脂乳制品和植物来源的蛋白质（比如大豆制品），既能保证营养和口感，又能降低血尿酸水平。相信患者也更能坚持这样的饮食方式。简单地说，"回归健康的饮食方式＋适度运动＋配合治疗"才是治疗痛风的"黄金方案"。

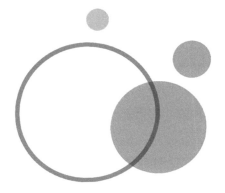

第八章　痛风的日常注意事项

01　痛风患者在日常生活中如何预防痛风急性发作

（1）控制饮食。控制高嘌呤的食物的摄入，对减少痛风性关节炎的急性发作仍是必要的。

（2）禁用或少用影响尿酸排泄的药物，如青霉素、四环素、利尿药、维生素 B_1、维生素 B_2 等。

（3）临床上痛风性关节炎的急性发作往往与患者长时步行、关节扭伤、穿鞋不适和过度运动有关，这可能与局部组织损伤后尿酸盐脱落有关。

（4）痛风患者要保证有规律的作息，做到三餐固定、运动时间固定。

（5）养成多喝水的好习惯。每天坚持喝一定量的水，一般以每天 2000 mL 为宜。

（6）控制体重。痛风患者应该控制体重，每日摄入总热量应比正常人减少 10% ~ 15%，不可吃过多的零食，也不可每餐吃得过多、过饱。

02　痛风患者如何避免痛风频繁发作

（1）规律测尿酸。有研究表明，血尿酸 <300 μmol/L 时，痛风复发率≤ 10%；而血尿酸水平 >540 μmol/L 时，痛风复发率为 80%。一般来说，尿酸测定要在医生的指导下定期去医院化验。

（2）规范用药。在降尿酸治疗中，特别是刚开始降尿酸治疗的痛风患者，由于体内血尿酸水平波动，特别容易诱发痛风，这个时候就需要注意以下几点：①尽量做到平稳降尿酸；②应用预防发作的药物；③不自行减药、停药、换药；④按时、按量吃药，对疗效或不良反应存在疑问应及时咨询医生。

（3）饮食控制。避免摄入高嘌呤、高糖、高油的食物和酒精，多饮水，每日建议在 2000 mL 左右。体内水分不足会影响尿酸盐的溶解，增加关节处尿酸盐结晶的沉淀，还会导致排尿次数少，不利于尿酸及时排出。

03　痛风急性发作控制后随访治疗包括哪些项目

痛风目前尚不能根治，需长期综合治疗，因此要长期定期门诊随访，定期复查血尿酸、24 h 尿尿酸、尿常规、肝功能、肾功能、血糖、血常规，做肾脏和输尿管 B 超等，并观察疗效、药物不良反应、病情变化，及时调整治疗药物，预防并发症，调整饮食。

04　痛风急性发作控制后门诊随访医生应注意什么

医生对痛风患者应进行个体化管理，治疗时应考虑共患病以及同时使用的药物。医生还应口头和（或）书面告知痛风患者以下信息：①痛风及高尿酸血症的病因及影响；②如何控制急性发作；③关于饮食、控制体重等方面的建议；④降尿酸治疗的基本原理、目标和血尿酸目标值。

05　生活中哪些药物可能诱发痛风患者痛风急性发作

（1）利尿剂。如呋塞米和氢氯噻嗪等利尿剂，以及含有利尿剂的降压药。这类药物会降低肾脏排尿酸的能力，引起尿酸升高，从而诱发痛风。

（2）解热镇痛药。阿司匹林对尿酸代谢具有双重作用：大剂量阿司匹林（>3 g/d）可明显抑制肾小管对尿酸盐的重吸收，使尿酸排泄增多；中等剂量阿司匹林（1～2 g/d）会抑制肾小管对尿酸的排泄，可能增高血尿酸水平。

（3）抗生素。喹诺酮类（如氧氟沙星、加替沙星等）、青霉素等抗生素大多由肾脏排泄，对尿酸的排出有影响，会使血尿酸水平升高。

（4）降脂药。烟酸是常用的降脂药物，它虽然具有良好的降脂作用，但其不良反应会明显增高血尿酸水平。

（5）免疫抑制剂。典型的药物是环孢素，环孢素会减少尿酸的排出。

（6）部分降压药。β受体阻滞剂如美托洛尔，钙通道阻滞剂如硝苯地平等，可使肾血流减少，尿酸排泄减少。

（7）部分抗结核药。结核患者久用吡嗪酰胺和乙胺丁醇而不合用利福平时，多数患者血尿酸水平升高，也常常诱发痛风。吡嗪酰胺和乙胺丁醇都会抑制尿酸的排出而使血尿酸水平升高，但利福平对吡嗪酰胺引起的关节痛有较好的疗效，这可能与利福平抑制尿酸的吸收、加速尿酸的排泄有关。

06 痛风急性发作的诱因有哪些

痛风急性发作的诱因主要是暴饮暴食，尤其是大量食用富含嘌呤的食物。其他诱因包括酗酒、创伤、外科手术、过度疲劳、精神紧张、受寒、服用某些药物（包括长期应用利尿剂、吡嗪酰胺、水杨酸类药物，以及降尿酸药物使用之初等）、食物过敏、饥饿、关节局部损伤、感染、穿鞋紧、走路多等。

07 痛风急性发作时是否应赶紧服用降尿酸药物

痛风急性发作时不能立刻服用降尿酸药物，应该先服用止痛药物对症治疗。根据《中国高尿酸血症与痛风诊疗指南（2019）》的建议，痛风发作缓解 2～4 周以后才是开始药物降尿酸治疗的时机。

08 痛风急性发作时是不是能忍尽量忍，实在不行再用药

在痛风急性发作期，要想快速控制症状，最重要的一点，就是超早期用药，也就是第一时间把药用上，越早用，对控制症状越有利。无论是中国的、美国的，还是欧洲的痛风诊疗指南，均强调最好在 12 h 以内，最多 24 h 以内，就把控制症状

的药物用上。

09　痛风急性发作时如何快速止痛

（1）痛风发作的时候，一定不要对患处进行热敷，因为热敷很容易使患处出现充血的情况，使患者疼痛加重。

（2）痛风发作时，患者可以吃一些活血通络的中药来缓解疼痛，因为活血通络的中药可以帮助患者平衡体内的尿酸。

（3）每天睡觉前最好多用温水泡脚，这有助于体内尿酸的排泄。需要注意的是，泡脚最好在半个小时以上，泡到身体出汗才会有一定的效果。

（4）多喝水也是缓解痛风的好方法，因为多喝水可以帮助尿酸从肾脏排出。另外，患者还要多吃一些新鲜的果蔬，这样也有助于缓解痛风的症状。

10　痛风急性发作时关节腔有积液怎么办

痛风急性发作时关节腔内的积液会导致关节活动受限，影响患者的正常生活，可以采取关节腔穿刺术抽取积液，之后进行消炎治疗。另外，建议加用秋水仙碱治疗，这是急性期治疗的常用药物。

11　痛风急性发作时检查血尿酸水平正常是不是误诊

虽说多数患者痛风发作时血尿酸水平是比较高的，但也有一部分患者在急性发作时血尿酸水平是正常的。主要原因：①发作期间身体做出一些快速反应，降低了血尿酸水平。②发作期间因疼痛难忍，患者避免了一些导致血尿酸水平升高的行为，比如吃高嘌呤食物、剧烈运动等。

12　痛风急性发作时为何要冰敷

痛风急性发作时对局部关节处进行冰敷，可促使小血管收缩，减轻局部充血和渗出，有效缓解疼痛，减少关节滑液分泌，减轻关节肿胀。

13　痛风患者伴有肥胖时减轻体重有何意义

（1）血尿酸水平跟体表面积以及体重呈正比，减轻体重能缩小身表面积，帮助降低血尿酸水平。

（2）改善胰岛素抵抗。胰岛素抵抗是引起高尿酸血症、痛风以及糖尿病等慢性代谢性疾病的主要因素，也是痛风和肥胖的桥梁。积极减肥可降低胰岛素抵抗，进而降低血尿酸水平。

（3）加快肾脏排泄尿酸速度。肥胖会使内脏周围堆积过多脂肪，影响肾血流量，减少尿酸排泄。减轻体重，能减少抑制肾脏排泄尿酸因素，从而降低血尿酸水平。

（4）痛风性关节炎是因为尿酸盐结晶析出，刺激关节和关节周围组织免疫细胞，释放太多炎症因子，进而导致关节急性炎症。身体肥胖可能会增加炎症因子，促进痛风急性发作。

14 痛风患者伴有肥胖时是不是减肥速度越快越好

痛风患者伴有肥胖时减肥速度不能过快，以免产生太多乳酸，反而影响尿酸排泄，甚至诱发酮症酸中毒。

15 如何预防痛风

（1）有痛风家族史的人应进行必要的检查，以便早期发现，早期治疗。

（2）对高尿酸血症者给予饮食指导，劝其戒酒，并嘱其注意避免劳累、寒冷、饥饿、精神紧张、感染、创伤等因素，以免诱发痛风急性发作。

（3）避免使用吡嗪酰胺、乙胺丁醇、利尿剂和水杨酸类药物，以免引起继发性高尿酸血症。必须使用时，应注意监测血尿酸水平，防止痛风急性发作。

16　痛风与崴脚如何区别

痛风患者大多数会合并血尿酸水平升高,并且在急性炎症期,CRP 和 ESR 这两个炎症指标是明显升高的。崴脚的患者有外伤史,主要是以局部软组织的损伤为主,不会有急性的炎症。

17　痛风导致的第一跖趾关节疼痛有哪些症状

(1)第一跖趾关节处出现剧烈疼痛,局部红肿热痛,不能触碰。

(2)不管何种体位均不能缓解疼痛。

(3)患者常半夜痛醒,不得不去医院看急诊。

(4)疼痛处怕碰,放一张纸都不行,更别说盖被子了。

(5)患者不能走路,只能坐轮椅。

18　痛风患者如何运动锻炼

运动锻炼是高尿酸血症和痛风患者的非药物治疗措施之一。有研究表明,低强度的有氧运动可降低痛风发病率,而中高强度的运动可能使尿酸排泄减少、血尿酸水平上升,反而增加痛风的发病率。目前推荐高尿酸血症和痛风患者做适当运动,并遵循下列原则：①高尿酸血症患者建议规律锻炼，运动次数以每周 4 ~ 5 次，每次 0.5 ~ 1 h 为宜；可做有氧运动，如慢跑、打太极拳等。②痛风患者的运动应从低强度开始，逐步过渡至中等强度，避免剧烈运动。剧烈运动可使出汗增加，血容量、肾血流量减少，尿酸排泄减少，甚至诱发痛风。痛风急性发作期应以休息为主，中断锻炼，这有利于炎症消退。

19　适宜痛风患者运动锻炼的方式具体有哪些

痛风患者适合游泳、步行和骑自行车。有研究表明，每周 5 次以上的 30 min 规律的有氧运动，有助于降低血尿酸水平和减少痛风发作，并能改善身体质量指数（BMI）、血糖和血脂水平。需要注意的是，痛风患者应避免过度运动和关节损伤，以免诱发痛风。

20　痛风患者有没有必要参加病友会

建议痛风患者参加病友会。痛风病友会是集专科医生、多学科医生、护士、患者和家属为一体的综合组织，能对患者开展有针对性的健康教育。病友会不仅可以帮助患者和家属了解疾病防治的科学知识，同时还能加强医患沟通，促进疾病治疗。目前国内常见的病友会组织形式有疾病健康讲座、座谈会和微信病友群等。临床实践显示，经过健康教育的患者，其尿酸达标率（≤ 360 μmol/L）较不参加者明显升高，别嘌醇用药依从性更佳，痛风石发生率更低。针对目前痛风治疗医患沟通少、患者认知不足、用药依从性差和尿酸达标率低等现状，病友会通过加强医患沟通，让患者主动参与治疗、相互影响，改变了患者对疾病的认识和态度，更重要的是增加了患者的治疗依从性，从而改善了预后。因此，有必要组织开展各种病友会活动。

21　痛风患者疼痛剧烈时如何处理

痛风患者如出现关节的剧烈疼痛，可以服用秋水仙碱、非甾体抗炎药、糖皮质激素、曲马多等药物止痛，也可以配合口服安眠药（如艾司唑仑、右佐匹克隆等）促进睡眠。患者平时应注意控制尿酸，不能等病情加重时再治疗，一定要注意调整饮食结构，控制体重，多运动，多饮水，这有利于尿酸代谢。

22　痛风患者日常如何改善睡眠质量

睡眠质量差是痛风患者最常遇到的状况之一，常常表现为入睡困难，夜间疼痛频频发作而容易醒，或者是因为病痛的折磨导致噩梦多而影响深睡眠。痛风患者日常应做好足部保暖、规律作息、拒绝宵夜、适当锻炼、适当喝水，从而改善睡眠质量。

23　痛风患者日常如何保持劳逸结合

痛风患者应注意劳逸结合，避免过度劳累、精神紧张、感染等，穿鞋要舒适，勿使关节损伤。一般不主张痛风患者参加快跑等强度较大的体育锻炼，或进行长途步行旅游。

24　痛风患者日常如何调整心态

（1）医生在诊疗疾病过程中，应注重言语和行为对患者心理的影响，尽可能使患者心理得到好的调整，以达到治疗疾病的目的。

（2）运动的抗抑郁作用依赖于运动的强度、持续的时间和频率，以每周做 3 次运动，每次 15 ~ 20 min 为宜。轻松愉快的散步是一种很好的方式，效果好而且简单易行。

25　痛风患者如何正确减肥

痛风患者减肥宜采取控制总热量摄入、限制脂肪摄入，坚持适当有氧运动的方式减肥。脂肪组织的分解过快可能会产生更多的酮体及乳酸，使血液浓度增高，抑制尿酸分泌而引起痛风的发作，所以减肥不可太快，一般以每 2 周减少 1 kg 体重为宜。

26 痛风患者日常如何规律生活

痛风患者除了在急性发作期外，平时完全可以正常生活和工作，不必有顾虑。进行适度工作和家务劳动，不仅不会加重病情，甚至还可以达到一定的治疗作用；不但能增强周围组织对尿酸的敏感性，增强血尿酸的利用，还能使自己融入社会，保持正常心态和身心健康。

27 男性痛风患者备孕期间可不可以服用降尿酸药

临床上，男性痛风患者备孕期间痛风急性发作时是可以使用药物的，在病情稳定期应停用降尿酸药 3 个月后才能备孕。

28 痛风会影响患者性功能吗

目前国内外都没有相关研究表明痛风会对男性的性功能产生直接影响，但是痛风引发的一些其他健康问题可能会间接影响性功能。患者除患有痛风以外，可能同时患有糖尿病、高血脂、高血压等疾病，而这类疾病会对性功能产生一定的影响。痛风后期，肾脏会受到损害，从而阻塞前列腺，影响性功能。因此要及时调整生活方式，降低尿酸，减少痛风给生活带来的影响。

29　痛风患者关节疼痛处可不可以贴膏药

痛风患者在关节炎急性发作时，可以贴膏药来缓解疼痛。但是有的患者发作时关节疼痛剧烈，无法触摸，所以根本没有办法贴膏药。如果疼痛比较严重，建议还是口服药物治疗，比如使用非甾体抗炎药、秋水仙碱或糖皮质激素治疗。对于无法口服药物的患者，也可以静脉注射非甾体抗炎药或者糖皮质激素，对缓解患者的关节肿痛效果非常好。

30　痛风患者关节疼痛处贴膏药出现什么症状为过敏

痛风患者关节疼痛处外贴膏药后，如果局部皮肤疼痛剧烈，伴瘙痒，周围皮肤出现红肿，表面可见散在红色小斑点，甚至泛起丘疹、水疱等，则应考虑是过敏反应所致。

31　痛风患者关节疼痛处贴膏药过敏怎么办

痛风患者在关节疼痛处贴上膏药后，如果局部皮肤发痒，可去除膏药，涂擦酒精或止痒粉，等瘙痒消失后再贴。假如局部皮肤泛起丘疹、水疱等，就要立刻揭去膏药，并保持皮肤干燥、清洁，以防感染。膏药贴 6 ～ 8 h 后就应揭下来，让皮肤透透气，然后再贴上新的。严重皮肤过敏者，应立即取掉外贴膏药，及时到皮肤科门诊就诊。

32　痛风患者日常如何监测血尿酸

痛风患者在急性发作期，建议到正规医院风湿免疫科门诊抽血检测血尿酸水平。当开始口服降尿酸药物后，应每月检测血尿酸 1 次，以进一步评估病情变化情况。痛风患者在发作间歇期，口服降尿酸药物，血尿酸控制达标后，应每 2 ~ 3 个月检测血尿酸 1 次；若血尿酸控制未达标，还应每月检测血尿酸 1 次。

33　痛风患者日常需不需要监测血糖

痛风患者日常需要监测血糖，痛风患者常常也伴有糖尿病，痛风和高血糖是息息相关的。

34　痛风患者日常需不需要监测血压

痛风患者日常需要监测血压，因痛风患者中大约半数的人合并有高血压。除了因肾功能障碍引起的肾性高血压之外，痛风合并肥胖也是引起高血压的原因之一。

35　痛风患者日常需不需要监测血脂

有研究认为，高甘油三酯水平降低了肾对尿酸的排泄量，使血尿酸水平升高。因此，痛风患者要定期监测血脂。若血脂浓度高，首先需要控制饮食，摄入低脂食物，避免高脂食物，必要时服用降血脂药，以使血脂恢复正常，减少并发症的发生和防止痛风的急性发作。

36　痛风患者可不可以泡脚

痛风患者如果在疼痛发作期泡脚，非但不能止痛，有时反而会使疼痛和红肿升级，使病情加重，正常应该在发病 24 h 后再泡。在疼痛不发作的前提下，泡脚有益身体健康。

37　痛风石破溃伤口应该多久换药

痛风石破溃伤口，如有创口感染情况，则需每天换 1 次药，保持创口清洁干燥，预防感染加重；若创口未见感染征象，且创口清洁干燥，则需每 2 ~ 3 d 换 1 次药以预防创口感染。

38　痛风急性发作时可不可以外敷硫酸镁

硫酸镁有一定的消肿作用，痛风急性发作时如果发作处出现肿痛的情况，可以应用硫酸镁进行湿敷。但是如果没有明显的红肿疼痛，那就不需要应用这种药物。

39　痛风患者急性发作时能否热敷或冷敷

冷敷虽可暂时使局部疼痛减轻，但低温刺激会使局部血管收缩、血流减少，不利于痛风炎症吸收与消散，且局部低温容易导致尿酸盐更多地沉积于皮下，使局部炎症加重；热敷会加重病变部位充血、水肿，非但不能止痛，有时反会使疼痛加重。因此，痛风急性期冷敷与热敷皆不可取。最简易安全的处理方法是卧床休息，尽量减少搬动，抬高患肢，并立即应用药物。

40　痛风患者急性发作期如何护理

（1）卧床休息，直至关节疼痛缓解 3 d 后开始恢复活动。痛风急性发作时，应避免受累关节负重，同时注意保暖。

（2）使用秋水仙碱能迅速终止痛风急性发作。

（3）饮食要求：痛风急性发作期患者常有食欲不振、腹部不适等症状，应保证无嘌呤或低嘌呤饮食供给，多食蔬菜、水果、牛奶、鸡蛋。宜食精细食物如面包、稻米等。每日补充液体量大于 3000 mL，两餐间饮用碳酸类液体有利于尿酸溶解、排泄，减少结石形成，也有助于减轻胃肠道不适。

41　痛风患者慢性期如何护理

（1）应维持低嘌呤饮食，其中每周 2 d 无嘌呤饮食，补充维生素，尤其是维生素 C 和 B 族维生素，补充铁质，控制体重。

（2）多饮水，每日 2000 mL 左右。

（3）应用促进尿酸排泄药物、抑制尿酸生成药物时需注意胃肠道症状。

（4）有关节畸形者，应加强理疗、锻炼，锻炼以伸展、屈曲为主。

（5）无症状高尿酸血症患者应定期检查。尿 pH 值 <6 时，服用碳酸氢钠以碱化尿液。

附表

表1 常见动物性食物嘌呤含量表

食物名称	嘌呤含量/mg·kg^{-1}	食物名称	嘌呤含量/mg·kg^{-1}
鸭肝	3979	河蟹	1470
鹅肝	3769	猪肉（后臀肉）	1378.4
鸡肝	3170	草鱼	1344.4
猪肝	2752.1	牛肉干	1274
牛肝	2506	黄花鱼	1242.6
羊肝	2278	驴肉加工制品	1174
鸡胸肉	2079.7	羊肉	1090.9
扇贝	1934.4	肥瘦牛肉	1047
基围虾	1874	猪肉松	762.5

表2 常见植物性食物嘌呤含量表

食物名称	嘌呤含量/mg·kg^{-1}	食物名称	嘌呤含量/mg·kg^{-1}
紫菜（干）	4153.4	豆浆	631.7
黄豆	2181.9	南瓜子	607.6
绿豆	1957.8	糯米	503.8

续表

食物名称	嘌呤含量/mg·kg⁻¹	食物名称	嘌呤含量/mg·kg⁻¹
榛蘑（干）	1859.7	山核桃	404.4
猴头菇（干）	1776.6	普通大米	346.7
豆粉	1674.9	香米	343.7
黑木耳（干）	1662.1	大葱	306.5
腐竹	1598.7	小米	200.6
红小豆	1564.5	甘薯	186.2
红芸豆	1263.7	红萝卜	132.3
内酯豆腐	1001.1	菠萝	114.8
花生	854.8	白萝卜	108.8
腰果	713.4	木薯	104.5
豆腐块	686.3	柚子	83.7
水豆腐	675.7	橘子	41.3

附表3　常见食物热量及蛋白质含量表

类别	食物名称	热量/kcal	蛋白质含量/g·100g⁻¹
蛋类	鸡蛋白	60	11.6
	鸭蛋	180	12.6

续表

类别	食物名称	热量/kcal	蛋白质含量/g · 100g^{-1}
蛋类	鹌鹑蛋	160	12.8
	松花蛋（鸭蛋）	171	14.2
	松花蛋（鸡蛋）	178	14.8
	鸡蛋黄	328	15.2
豆类	豆腐脑	15	1.9
	豆沙	243	5.5
	豆腐	98	12.2
	素鸡	192	16.5
	豌豆	313	20.3
	绿豆	316	21.6
	蚕豆（鲜）	335	21.6
	蚕豆（烤）	372	27
	黄豆	359	35
	腐竹	568	44.6
主食类	米饭	116	2.6
	玉米（鲜）	106	4
	油条	386	6.9
	馒头	221	7
	烙饼	255	7.5

续表

类别	食物名称	热量/kcal	蛋白质含量/g·100g⁻¹
主食类	油饼	399	7.9
	玉米糁	347	7.9
	面条	284	8.3
	小米	358	9
坚果、种子类	栗子（熟）	212	4.8
	松子仁	698	13.4
	核桃（干）	627	14.9
	腰果	552	17.3
	葵花子仁	606	19.1
	芝麻（黑）	531	19.1
	花生仁（炒）	581	23.9
菌藻类	海带（浸）	14	1.1
	黑木耳（水发）	21	1.5
	海带（干）	77	1.8
	香菇	19	2.2
	蘑菇（鲜）	20	2.7
	银耳（干）	200	10
	黑木耳（干）	205	12.1
	蘑菇（干）	252	21

续表

类别	食物名称	热量/kcal	蛋白质含量/g·100g^{-1}
菌藻类	紫菜（干）	207	26.7
禽肉类	鸭肉	240	15.4
	鸡肉	167	19.2
	炸鸡	279	20.3
	烤鸡	240	22.4
	鸽肉	201	84.1
蔬菜类	冬瓜	11	0.4
	南瓜	22	0.7
	黄瓜	15	0.8
	白萝卜	21	0.9
	番茄	19	0.9
	胡萝卜	20	1
	苦瓜	19	1
	茄子	21	1.1
	芹菜	20	1.2
	大白菜	17	1.5
	大葱	30	1.7
	芋头	79	2.2
	韭菜	26	2.4

续表

类别	食物名称	热量/kcal	蛋白质含量/g·100g^{-1}
蔬菜类	西兰花	33	4.1
	黄豆芽	44	4.5
	洋葱	330	5.5
	菜花	286	6.5
	豌豆	105	7.4
薯类及淀粉类	藕粉	372	0.2
	粉丝	335	0.8
	红薯	99	1.1
	马铃薯	76	2
水果类	水果类 （除了桂圆肉为2.3 g/100g， 其余蛋白质含量都在2 g/100g以下）		
速食食品类	油炸马铃薯片	612	4
	曲奇饼	546	6.5
	面包	312	8.3
	饼干	433	9
	方便面	472	9.5
	麦片	351	12.4
糖、蜜饯	杏脯	329	0.8

续表

类别	食物名称	热量/kcal	蛋白质含量/g·100g⁻¹
糖、蜜饯	桃脯	310	1.4
	巧克力	586	4.3
小吃类	绿豆糕	349	12.8
	蛋糕	347	8.6
	粉皮	61	0.2
	凉粉	37	0.2
	年糕	154	3.3
	凉面	167	4.8
	春卷	463	6.1
	月饼（五仁）	416	8
畜肉类	牛蹄筋（泡发）	25	6
	羊肚	87	12.2
	猪肉	395	13.2
	火腿肠	212	14
	羊肉	203	19
	牛肉	125	19.9
	叉烧肉	279	23.8
	香肠	508	24.1
	羊肉串（烤）	206	26

续表

类别	食物名称	热量/kcal	蛋白质含量/g·100g^{-1}
畜肉类	猪蹄筋	156	35.3
	牛肉干	550	45.6
乳制品类	酸奶	72	2.5
	牛奶	54	3
	炼乳	232	8
	全脂牛奶粉	478	20.1
油脂类	豆油	899	0
	香油	898	0
海鲜类	田螺	60	11
	扇贝（鲜）	60	11.1
	蟹	104	17
	虾	100	18

主要参考文献列表

栗占国，陈适，2008．临床风湿病手册[M]．北京：人民卫生出版社．

栗占国，张奉春，曾小峰，2017．风湿免疫学高级教程[M]．北京：中华
　医学电子音像出版社．

娄玉钤，2003．风湿病诊断治疗学[M]．郑州：郑州大学出版社．

路志正，焦树德，1996．实用中医风湿病学[M]．北京：人民卫生出
　版社．

吴东海，王国春，2008．临床风湿病学[M]．北京：人民卫生出版社．

余小平，方祝元，2018．中医内科学：第3版[M]．上海：上海科学技术
　出版社．

钟森，倪伟，2019．西医内科学[M]．北京：人民卫生出版社．